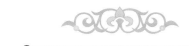

国家级非物质文化遗产保护项目

汤瓶八诊

非药物自然疗法

—— 传承1300多年的回族食疗、茶疗秘方大揭秘 ——

杨华祥 著

广西科学技术出版社

2008 年，汤瓶八诊疗法正式被国务院和文化部确定为国家级非物质文化遗产保护项目。

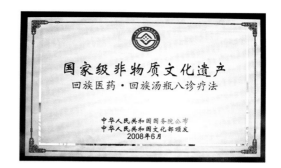

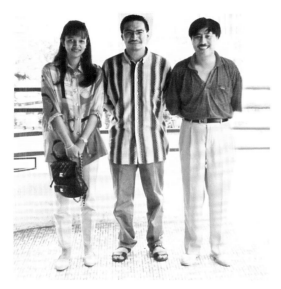

马来西亚原内政部部长、马来西亚现任巫统副主席希沙姆丁夫妇一直对汤瓶八诊疗法赞赏有加。

马来西亚前首相敦·阿卜杜拉·艾哈迈德·巴达维（左一）在阅读杨华祥教授的著作《汤瓶八诊养生方案》。

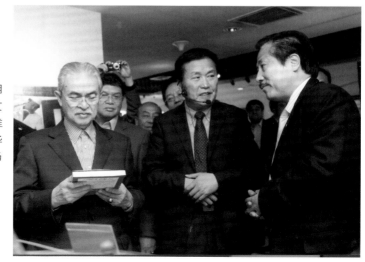

发展回族汤瓶八诊
弘扬中国回医文化

中国民族工生协会
回族卫生专业委员会
二二九年二月十九日

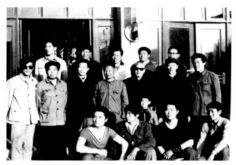

1982 年，为进一步挖掘、整理、弘扬汤瓶八诊疗法，在原银南科委主任金石先生的鼎力推动下，经宁夏回族自治区科协批准，成立了专项协会。

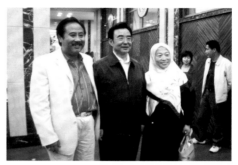

第十一届全国人大民族事务委员会主任委员马启智（中）对杨华祥教授数年来为宣传宁夏所付出的努力不断给予肯定和鼓励。

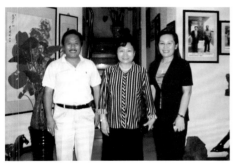

文化部原副部长赵少华（中）在宁夏回族自治区文化厅原副厅长陶雨芳（右）的陪同下来汤瓶八诊参观考察。

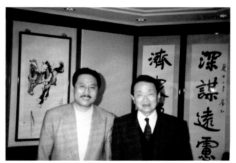

世界糖王、马来西亚首富郭鹤年先生（右）及兄长郭鹤举夫妇为杨华祥教授宣传宁夏、发展汤瓶八诊给予了很大的支持。

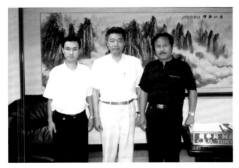

汤瓶八诊事业发起人何起沄先生（中）和杨华祥教授是同年同月生，他们有着共同的宗旨：以善为本，以诚为荣，以量为度，以德为高。

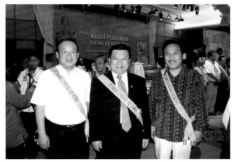

杨华祥教授应邀前往马来西亚参加郑和下西洋 600 周年全球纪念活动。这是他和时任银川市市长王儒贵（中）及宁夏中医学院书记周建辅（左）在现场合影留念。

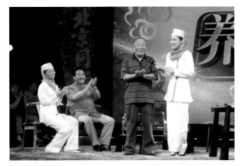

杨华祥教授在北京电视台《养生堂》节目录制现场。

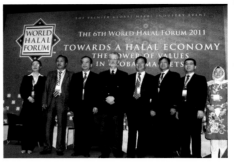

杨华祥教授陪同宁夏回族自治区政府代表团在马来西亚参加第六届清真产业国际峰会。

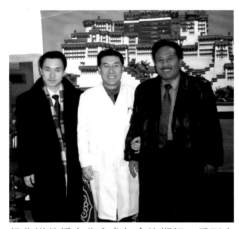

杨华祥教授在北京参加会议期间，受到中国藏医院院长助理王斌（中）的热情接待。

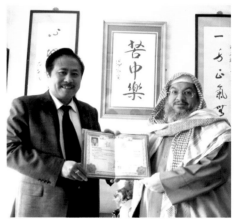

卡塔尔皇室医生穆哈默德·阿克尔（右）专程到宁夏向杨华祥教授请教汤瓶八诊疗法。

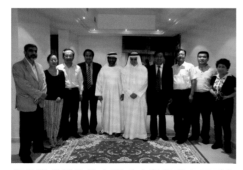

杨华祥教授作为宁夏政府经贸代表团副秘书长访问阿联酋，受到阿联酋皇室成员的热情接待。

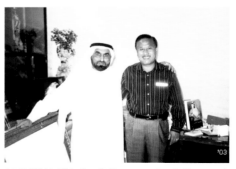

杨华祥教授与阿联酋王子、阿联酋原司法部部长谢·穆哈默德（左）亲切交流，合影留念。

第一章 弘扬清真饮食文化，倡导健康生活理念 ····················· 1

第二章 养为本，德为要，洁为先——回族食疗的思想核心 ········ 29

第三章　回族老人寿命长，地方特产保健康　　51

第四章　回族香料全是宝，调味滋补俱养生　　73

汤瓶八诊

非药物自然疗法

让回族医学造福各族人民

　　我国自古以来就是一个多民族国家，各民族的独特文化一直相映生辉。民族文化是我们了解过去、展望未来的重要参照，是在特定年代产生的精神财富。更重要的是，它蕴含着我们民族的历史与精神，而民族精神又是民族文化的核心和灵魂，是一个民族赖以生存和发展的精神支撑。

　　但由于时间长河的冲刷和民族文化的融合，很多民族的民间技法和民俗文化渐次湮没，如今已不为人知。因此，发掘、整理、传承、发扬这些濒临失传的文化和技法，就成了尤为紧迫的问题。

　　杨华祥教授1987年出任中国宁夏伊斯兰医疗康复中心主任，兼回民医院院长，将汤瓶八诊正式用于临床，服务于各族人民。他正是肩负着这样的使命，几十年如一日地进行着既艰巨又有意义的工作。作为回族"汤瓶八诊"的第七代传人，他自小受回族医学和杨氏"汤瓶八诊"文化的熏陶，并广泛涉猎了其他民族的医学著作，在发掘和整理中，不但继承了原有的八诊文化，更使其日渐充实，使汤瓶八诊既具有了自己的特色，又兼容了其他医学文化的特长。

无论回医还是中医，乃至其他民族的医学，都生长在广袤的中华大地上，共同汲取着这片土地的营养。它们既是独立的，又相互影响和借鉴，从未割裂开来。杨教授始终抱着取精、融合、发展的态度，把发扬民族医学和弘扬中华文化紧密地结合在一起。从上海到宁夏，从国内到国外，到处都有他传播汤瓶八诊，展示回医精髓，弘扬中华精神的足迹。

杨华祥教授毕生的追求是想通过回族医学汤瓶八诊促进民族的团结和相互了解，传承中国回族保健医学的结晶，并以此向世界展示中华医学的博大精深。爱国是爱教的一部分，在他的心里，民族情怀、宗教情怀和祖国紧紧地联系在一起。也正是在这种信念的激励下，杨教授始终怀着一腔热忱来宣传宁夏及汤瓶八诊这一保健疗法，将它带到世界各地，为更多的人带来了福音。同时，也赢得了世界各地的穆斯林的关注与认可。

2008 年 6 月，汤瓶八诊被国务院、文化部列入国家级非物质文化遗产名录，和其他非物质文化遗产项目一同参加了 2008 年的北京奥运会和 2010 年的上海世博会的展示，受到国内外广大人士的欢迎与推崇。这是我们宁夏的荣誉，也是回族人民的骄傲。

兼容并蓄方显大家气度，心念民瘼遂成一代名医。作为一位医生，一位亲善的民间文化大使，一座沟通各民族乃至国家的桥梁，杨华祥教授的努力和付出都是有目共睹的。也正是因为他心系国家与人民，才想把汤瓶八诊文化推广开来，让它为民所有，为民所用。

"民族的就是世界的。"医学文化也是不分国度的，回族保健医学——汤瓶八诊不仅为世界人民预防亚健康做出了巨大努力，还承担着"以汤瓶八诊为桥梁，让世界更了解中国"的民族使命。希望本书的出版能把健康传递给更多的人，让大家更了解回族医学文化，让世界人民都从汤瓶八诊中受益。

第十一届全国人大民族事务委员会主任委员

马启智

二〇一〇年八月

汤瓶八诊，开启回族文化之门

　　塞上江南钟灵毓秀，不仅孕育了朴实善良的中华回族，也孕育了异彩纷呈的回族文化，回族汤瓶八诊就是其中的一种。走进汤瓶八诊，如同翻阅回族医学文化的悠长历史，有萱草般陈旧而悠长的味道沿着汤瓶的脉络流淌。

　　回族汤瓶八诊疗法已有 1300 年历史，一直以口传心授的方式在回族民间流传。据书载，古阿拉伯人通过丝绸之路，长途跋涉到中国来经商，路途中人困马乏，疲惫不堪，腰酸腿痛，在歇息之时，通过揉脚减轻疲劳，当到达中国长安后发现了中国中医经络学理论，认识到经络贯通人体周身各部，脉脉相连，络络相通，后形成于此的诊疗称为末梢经络根传法，也就是回族汤瓶八诊的雏形。

　　回族汤瓶八诊是波斯保健医学和中东伊斯兰医学汲取和融合了中华医学，而形成的具有中国回族特色的养生保健疗法，分为头诊、面诊、耳诊、手诊、脚诊、骨诊、脉诊、气诊。回族汤瓶八诊疗法作为回族保健医学文化的组成部分，已于 2008 年 1 月被列入"国家级非物质文化遗产代表作名录"，填补了宁夏伊斯兰文化和回族医学文化的空白，是一项值得称赞的标志性成果。

宁夏医科大学回族医学研究所特邀研究员杨华祥教授是回族汤瓶八诊疗法杨氏家族的第七代传人，他承袭发扬回族汤瓶八诊，通过不断的挖掘、完善汤瓶八诊疗法，提升宁夏的文化内涵，管窥汤瓶八诊，能捕捉到宁夏走向世界的清晰轨迹——如今汤瓶八诊已在马来西亚、澳大利亚、卡塔尔、阿联酋等地陆续开花，为提升宁夏在国际上的知名度做出了积极贡献。

愿汤瓶八诊成为一把钥匙，让更多的人通过这把钥匙开启回族文化的大门，走进多姿多彩的魅力回乡。

时任宁夏回族自治区人民政府主席

王正伟

2009 年 12 月 10 日

回族医学的瑰宝——汤瓶八诊

　　肇始于唐，发展于宋，鼎盛于元，势衰于明清，复兴于当今的中国回族医学，通过继承、吸取阿拉伯医学的真谛，兼容希腊、罗马、印度、波斯等各民族的医学文化之精髓，特别是汲取中国传统医学的精华，经过了千百年的实践，已成为我国民族医学大家庭中的一颗璀璨明珠。回族医学中的瑰宝——汤瓶八诊是典型的具有回族传统文化特色的一种较为完整的系统的自然疗法体系。汤瓶八诊的第七代传人杨华祥教授数十年来为继承发展、发扬光大汤瓶八诊作出了巨大的贡献。通过杨教授的不懈努力，中国民族医学的知名度已在东南亚、澳洲和阿拉伯国家中得到极大的提升。2008年6月，汤瓶八诊已被我国批准认定为"国家级非物质文化遗产"。愿汤瓶八诊这个民族医学的瑰宝为地球村的村民作出更大的贡献。

世界自然医学组织健康促进会会长

杨国荣

2010年2月9日

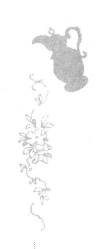

第 一 章

弘扬清真饮食文化，倡导健康生活理念

清真饮食文化有着1300多年的历史，源远流长，内涵丰富，博大精深，而营养健康作为主线贯穿始终。讲洁净、严选择、求适度、重节俭、戒酒倡茶等是清真饮食的主要特点。从这些特点来看，清真饮食完全符合目前卫生部、中国营养学会最新推出的《中国居民膳食指南》的原则。

汤瓶八诊与回族食疗

我在《汤瓶八诊养生方案》中已经简单介绍过回族汤瓶八诊疗法包括药物疗法和非药物疗法两大体系。药物疗法不用我解释，大家都明白，就是通过内服或者外用药物来治病祛疾。回族医药很有特点，那就是香料的应用非常广泛。

唐宋时期，很多香料开始通过丝绸之路输入中国，品种多达几十种，数量比较大的有乳香、没药、苏合香、樟脑、龙涎香等，这些药材都直接被中医采用。与此同时，阿拉伯药方、波斯药方也随之传入中国，如"补骨脂方""悖散汤"等，在中医药典中还出现了许多以阿拉伯、波斯药材为主的药剂，如乳香丸、木香汤、没药散、安息香丸等。由于回医是在阿拉伯医学的基础上，融合了中医的精华所形成的，所以回族医药既包含中国式的丸、散、膏、汤，又保存有阿拉伯式的芳香挥发药、滴鼻剂、露酒剂、油剂、糖浆剂等。

非药物疗法就是不用任何药物来治病的一种疗法。回族先民当年行走在丝绸之路上，整天在马背上或骆驼背上颠簸，所以脊柱和骨骼容易受到冲击，经常出现问题。也正因如此，穆斯林对小关节错位、脊椎歪斜等都有很好的治疗办法。像回族的震骨板推经锤等器具，就是专门针对这些问题而发明的。正是由于生活条件艰苦，医药难以自给，他们平时就通过彼此按摩、放血、拔罐等非药物的方法来缓解病痛。再加上迁入中国后，融合了中医的理论、治法，慢慢地，就形成了一套有回族特色、行之有效的保健医疗方法。

除了常见的推拿、放血、刮痧等方法，水疗、油疗、火疗、塌罐、茶疗、食疗等疗法具有更浓厚的回族特色。除了茶疗、食疗以外，这些疗法全属于内病外治疗法，操作非常简单，一学就会，对身体也没有副作用，可以作为家庭保健疗法在家中使用。

在这本书中，我将详细介绍汤瓶八诊疗法中的食疗和茶疗。

我们回族人对饮食一向非常讲究，有很多禁忌，处处突出"洁净"二字。禁食猪肉以及马、驴、骡、狗等不反刍的动物肉，性情凶残的禽兽（如鹰、虎等）肉，自死禽兽的肉和一切动物的血，也都在禁食之列。穆斯林不禁食的动物，都请阿訇念经代宰后才能吃。以现代医学的角度来看，不吃自死的动物和血液，是有道理的，因为自死的动物和血液，可能含有诸多病菌，吃了对身体反而有害。

我们回族人最爱吃牛羊肉和面食，也爱喝茶，在历代先民不断的经验积累中，也发现了很多独特的回族食疗方。这些方法直到今天，老百姓还在家庭中使用。我希望这些方法能为更多的人所了解，希望各民族同胞都能够从中受益，健健康康活到天年。

塞上江南宁夏——中国清真饮食之都

古老而又年轻的宁夏，自新中国成立以来，又重新散发出它青春的魅力。在它的历史演变中，曾留下了许多可歌可泣、多姿多彩的传奇故事。

宁夏曾是昌盛一时的西夏王朝的所在地，又是中国回族群众最集中的区域，它与浩瀚大漠及滔滔黄河相呼应。首府银川被潺潺流水所围绕，虽是西部边陲，却有江南水乡之韵。

银川也是一个移民城市。自1958年自治区成立后，来自北京、上海、天津、四川、广东等城市的大量干部群众迁入银川，他们不但带来了经验与技术，同时也将他们的饮食文化带到宁夏。

与此同时，许多原在各大城市餐饮行业工作的师傅，把他们的独特烹调技术也带入了宁夏。这里渐渐荟萃了全国各地的清真烹饪技术。

我二姐杨华彩现在已经80岁高龄，是1958年从上海功德林素食馆支边来宁夏的。

我四姐夫蒋红岩也是那时候来的宁夏，他是全国武林百杰之一，高级武术教练，宁夏体委武术总教练，也是回族武术汤瓶七式杨氏家族第七代传承人和汤瓶八诊传承人之一。他的胞兄蒋红兴曾是上海著名清真餐厅洪长兴饭店的总经理，高级厨师。他也曾为宁夏到上海培训的餐饮业学员传授了许多南方清真烹调技术。

还有我的外甥蒋劲松，曾在上海洪长兴饭店学习了三年，如今也把在上海学到的技术运用到了宁夏人民的餐桌上，他现在宁夏五星级悦海宾馆工作。

塞上江南宁夏，还有着丰富的旅游资源：气势磅礴的中卫沙坡头旅游区，沙水相映的中国十大旅游景点沙湖，红色旅游景点固原六盘山，传说中的泾源，曾是济公得道的地方，也是《西游记》中所描述的魏征斩老龙的老龙潭所在地。

此外，还有同心清真寺和永宁纳家户古清真寺，银川汤瓶八诊康复理疗中心及宁夏医科大学汤瓶八诊博物馆等等，数不胜数。

随着旅游业的发展，各种具有地方特色的名小吃和荟萃全国各地不同风味的餐饮业，正在蓬勃发展，来自国内外的客人，都品尝过黄渠桥的羊羔肉，吴忠的黄河鲶鱼、羊杂碎、手抓肉以及各种面食。

在此值得一提的是，吴忠市在朴素务实的吴玉才市长的努力下，已被国家授予回族之乡和美食之乡的称号，为提升宁夏国际知名度起到了重要作用。

我作为吴忠市政府经济顾问，经常带海外客人到吴忠考察，他们给予了吴忠清真食品很高的评价。另外，还有同心的面点，固原的生汆面、羊排小揪面面皮，银川的伊布拉欣牛羊肉系列、烩小吃，沙湖鱼头，啃牛骨等，少说也有几百种。

宁夏的清真小吃，不但包罗了全国各地的回族食品，也吸取了伊斯兰国家的一些特色食品。2011 年 4 月 19 日，经过我以汤瓶八诊为桥梁，马来西亚前首相敦·阿卜杜拉·艾哈迈德·巴达维专程率团来宁夏，参加马来西亚最大的清真食品企业和宁夏农业投资公司联合创办的宁夏法希姆清真产业投资公司的开业揭牌仪式。这家公司的诞生，将会对推动宁夏清真食品走向世界，对宁夏清真产业的发展起到积极的作用。总之，宁夏无愧是中国清真饮食之都。

汤瓶八诊 非药物自然疗法

清真饮食文化溯源

清真饮食非常有益于养生。根据我的行医经验，很多慢性病都是吃出来的。大量研究也已经证明，长年累月的大鱼大肉会让消化系统不堪重负，进而导致疾病缠身。而清真饮食清淡低热、补虚益气，可以有效改善常见的虚弱性疾病、慢性疲劳综合征以及亚健康所表现的诸多症状，并调节增强身体对疾病的抵抗力，进而预防一些常见恶性肿瘤的产生。

可是，什么是"清真"呢？

清真，是中国回族穆斯林使用的汉语专用词。中国回族穆斯林对"清真"一词的长期使用，就有力地反映出这样一个历史事实：中国穆斯林，特别是广泛分布于汉语语境中的回族穆斯林，坚持清真饮食即"哈俩里"饮食原则的精神始终不渝。

在汉语中，"清真"意为纯洁朴素，源于《世说新语》"赏誉"篇。宋代陆游在赞赏雪中梅花的诗中也使用了"清真"二字。明代回族穆斯林学者王岱舆以"纯洁无染谓之清，诚一不二谓之真"诠释伊斯兰教，此后人们遂用"清真"特指伊斯兰教。中国穆斯林将自己按照伊斯兰教法"哈俩里"允许的合法食物称为"清真食品"。

中国回族的清真饮食文化是在中东波斯的饮食文化基础上不断地学习中国的饮食文化与烹调方式，本着清真卫生的原则发展至今，具有悠久的历史。

早在公元 7 世纪中叶，就有很多阿拉伯、波斯穆斯林商人通过陆路来到长安，在经商的同时，他们也带来了阿拉伯、波斯地区的很多饮食，比如我们回族的烧饼（馕）据说就是在这个时期由阿拉伯人传入的，在民间，也早就有西域回民在长安卖大饼的说法。这些回族先民在日常生活中，延续着传统的饮食方法与饮食体制。同时，还有一些人通过著名的海上丝绸之路来到泉州、广州等沿海地区，带来了许多不同的阿拉伯民族日常食用的清真面点和肉食菜肴烹调方法。比如，唐代时盛行的油香就是从古波斯的布哈拉和亦思法罕城传入中国的。

唐朝的典籍之中不但有关于穆斯林饮食的记载，而且还有来自阿拉伯的穆斯林恪守伊斯兰教饮食律例的记载。第一个到过非洲并有著作的中国人杜环，曾留居阿拉伯12年之久，他在《经行记》中介绍伊斯兰教时说："无问贵贱，一日五时礼天。食肉作斋，以宰生为功德，断饮酒，禁音乐，不食自死肉及宿肉，不食猪狗驴马等肉。"另外，《唐会要》卷一百中也记载了穆斯林的食规："日五拜天神，不饮酒举乐……唯食驼马，不食豕肉。"

在北宋时期，中国回族穆斯林的饮食习俗甚至已经引起非穆斯林的关注。宋人朱彧《萍洲可谈》卷二中记载了穆斯林的生活习俗和饮食禁忌："蕃人衣装与华异，饮食与华同，或云其先波巡尝事瞿昙氏，受戒勿食猪肉，至今蕃人但不食猪肉而已。"又记载："汝必欲食，当自杀自食，意谓使其割己肉自啖。至今蕃人非手刃六畜则不食，若鱼鳖则不问生死皆食。"《广东通志》也说："牲非同类杀者不食，不食犬、猪肉、无鳞鱼。"

南宋时期，长安、杭州、广州等大城市已出现了大街小巷店铺林立的局面，其中又以饮食店为甚。除综合饮食店外，当时已有馄饨店、饼店、茶坊、鱼行等专营餐饮店。现在的一些清真名吃，如牛羊肉与素菜馅饼、炸花花、炸油香、油酥饼、蜜三刀等，其渊源都可以追溯到宋代。

在元代，回民的饮食内容因吸取了其他民族的烹调与制作方法后，按照回族清真的要求进一步丰富了中国回族的饮食烹调内容。这一时期的回族饮食有两大特点，其一是品种多样，有着独特的制作工艺和特殊的口味。其二是既保留继承了阿拉伯、波斯地区的一些清真菜肴的烹调方法，又吸收了中国菜肴及面点的一些制作方法，使得中国回族饮食更加丰富。比如，"托饨馍"就是当时回族人在阿拉伯烤饼和中国烤饼的基础上，吸收、创造的一种食品。

此外，在元末明初，很多回族清真菜肴还进入了宫廷。当时有个负责皇帝营养饮食的饮膳太医叫忽思慧，他撰写了一部珍贵的元代宫廷饮食谱《饮膳正要》，这部著作是现存最早的古代营养保健学专著，具有极高的学术价值与史料价值。这部著作不仅涵盖了前代著名本草著作与名医经验中的食疗成就，并注意汲取当时民间日常生活中的食疗经验，还有许多关于回族饮食的记载。

这也是回族清真饮食的鼎盛时期。当时，社会上流传着一本《居家必用事类全集》，和现在的生活百科大全差不多。书中有大量关于烹饪的内容，共收录了四百多种食品的制法，其中包含当时汉族、回族和女真族的菜点烹调，是研究元代汉族与少数民族饮食文化的珍贵史料。书中专门列有"回回食品"一章，收录了"设克尔疋剌（炉饼）、捲煎饼、糕糜、酸汤、秃秃麻失（麻食面）、八耳搭、哈尔尾、古剌赤、海螺厮、即你疋牙、哈里撒、河西肺"等菜点品种。

那时，由于回族穆斯林有功于朝廷，故当时朝廷对穆斯林的宗教信仰十分尊重，而且在赋税、住宿、贸易等方面，给穆斯林提供了优惠待遇。北京单只是宣武门外，以经营牛羊肉为业的穆斯林就达上万人之多，充足的牛羊肉货源为丰富清真饮食市场提供了根本保证。

不仅是民间，宫廷也同样非常重视清真饮食。虽然说伊斯兰教自唐朝传入中国以后，清真饮食就受到历代王室的喜爱，但说到在皇宫内专设清真御膳房，则只有在明朝才有。当时有很多民间穆斯林厨师也被请到皇宫中做御厨。祖上世代居住在北京牛街的穆斯林老人梁德山，其祖在明代永乐年间，就因善清真饮食，而得到朱棣的嘉奖，赐号"大顺堂梁"。这是民间清真菜进入明代宫廷的最好证明。

在明代，不仅是京城，全国各地穆斯林烹制的清真饮食都已经很有名。明代著名旅行家徐霞客在云南旅游时，品尝过云南穆斯林在家里制作的牛羊杂碎后，吃遍华夏美食的他赞不绝口："肴多烹牛杂羊杂，割脯而出，甚清洁。"这里他特别提到了清真饮食"甚清洁"，表明清真饮食的清洁给徐霞客留下了美好的印象。

到了清代，全国穆斯林人口普遍增加，分布广泛，"回回遍全国"。这一时期，从事餐饮行业的回族人依然十分普遍，凡是回族人集中的地方，几乎都有人从事这一行业。回族人经营的面食馆、小吃店、酱肉铺开始遍布全国，有的后来还成为中华老字号。

据回族学者白剑波的《清真饮食文化》一书记载，这一时期比较著名的餐馆有：创办于清初的山西太原清和源、安徽安庆方顺兴筵席馆、乾隆年间的西安辇止坡老童家羊肉店、创办于嘉庆年间的沈阳马家烧麦馆、河北保定马家老鸡铺，创办于同治年间的湖北老河口市马悦珍餐馆、河南开封马豫兴鸡鸭店，创办于光绪年间的江苏南京蒋有记餐馆、河南周口买家胡辣汤及酱牛肉、湖南长沙李合盛餐馆、天津白记饺子馆、北京东来顺羊肉馆等，不胜枚举。这些餐馆分布地区广泛，经营方法灵活，饮食清洁卫生，花色品种多样，能够满足各民族各阶层人民的不同要求，在清代全国餐饮服务行业中占有举足轻重的地位，深受各族人民欢迎。

另外，清宫御膳中的清真饮食，特别是乾隆以后的宫廷清真御膳，是历代宫廷饮食中最为丰盛、规格最高的。这其中有两个原因：一是乾隆皇帝执政时，出于政治需要和玩乐享受的双重目的，经常巡游各地。所到之处，往往都会寻求天下美味，而在这些当地的民间肴馔中，不乏清真菜点小吃。这些小吃在得到乾隆皇帝的喜欢后，被引入宫中，经过口味调整和烹制再加工，成为宫廷名吃。二是乾隆皇帝非常宠爱的妃子香妃正是穆斯林。香妃深得乾隆宠爱，在宫中享有特殊的地位。当她还是贵人的时候，乾隆赐给她的新疆哈密瓜等贡品就比一般妃嫔多，而赐给她的御膳也都是清真的羊肉、鸡、鸭和素菜等。据说乾隆皇帝南巡苏州、杭州，东巡泰山、曲阜，香妃都是随行的几个妃嫔之一。所到之处，乾隆都要寻求清真饮食美味，这样也从客观上促使了当地清真饮食的发展和繁荣。

清末到民国时期，由于经济的发展和社会的需要，回族饮食得到了很大的发展和推广，越做越细，越做越精，越做越讲究。这一时期，在全国范围内，已经形成了一个稳定而成熟的清真饮食市场。以南京为例，20世纪30年代曾有人作过调查。当时，南京约有穆斯林3万人，其中从事饮食业就近万人。在河南开封的鼓楼一条街有穆斯林开设的店铺33家，其中餐馆就占21家，这里的清真小吃品种繁多、口味鲜美，历来为人们所称道。在西南穆斯林聚居地昆明，经营餐饮业的也占很大比重。黑龙江、海南岛、西藏等地，也都有品种丰富的清真饮食市场。除了这些经营固定餐馆的坐商外，还有大量的流动回族商贩，出售清真小吃。

新中国成立后，尤其是在改革开放以后，我们回族的清真饮食业进入了高速发展的阶段。在宁夏回族自治区，穆斯林经过不断的发掘与创新，并吸取了各国穆斯林的清真食品的精髓，已形成了一系列适合于穆斯林大众口味的烹调方法，比如羊肉臊子面、同心白皮面、吴忠羊杂碎、盐池羊羔肉及具有宁夏烹调特点的手抓羊肉等，让来自全国各地的观光旅游者赞不绝口。

历史典籍对回族食疗养生的记载

中华民族是一个由 56 个民族组成的大家庭，各民族都有着自己优秀的文化，基本都包含有医疗与养生方面的内容。这些文化都是各民族通过千百年的积累与实践总结而留下的有利于生命健康的永恒记忆，它已刻入人类健康文化发展的里程碑，世代传承。

我们回族在日常生活中一直本着民以食为天的原则，也更注重养生之道，在历史的发展中曾出现过许多部记述清真食品保健与养生思想的著作。其中有些虽然不是专门讲述回族饮食养生的，但也充分体现了中国回族对饮食健康、饮食养生思想的重视，这些记载在今天都有非常宝贵的研究价值。

我国第一部营养学专著——《饮膳正要》

回族人民的养生保健方法作为回医回药的一个重要内容，特别是其中的清真饮食和养生保健有着重要的联系。元朝宫廷医家忽思慧所著的《饮膳正要》作为我国第一部营养学专著，着重收集记载了大量的回民饮食的内容，包含很多经过人们实践验证的有利于健康长寿的食疗方。我们通过对《饮膳正要》中回民饮食内容的研究，对了解元代中国回民的饮食文化，整理回族医药饮食养生保健的历史资料，传承回族饮食养生保健文化，有着深远的意义。

《饮膳正要》由元代著名医家忽思慧所著。对于忽思慧是回族还是蒙古族，现在还有争议，但无论哪个民族，忽思慧作为宫廷医生，特别是处于疆域广大，民族众多，被忽思慧称为"遐迩罔不宾贡。珍味奇品，咸萃内府"的元朝，在写作此书时必然吸收了各民族饮食保健的精华。而回族饮食、回族药物在元朝具有很高的地位，忽思慧不可能忽略。而且由于回族是一个好学的民族，圣训中至圣穆罕默德早就教导信仰伊斯兰的群体："学习从摇篮到坟墓。"当今世界更需要和谐，各民族之间优秀的文化交流，更有利于社会的和谐，文化的传承，内涵的提高。元代著名医家忽思慧在当时的历史背景能高瞻远瞩，将大量回族清真饮膳内容收录在《饮膳正要》中代代传承，令我们这些从事健康事业的传承人更是敬佩万分。

《饮膳正要》著成于元朝天历三年（公元 1330 年），全书共三卷。卷一收编了汤、面、饼、羹等 90 多种食品。卷二讲的是诸般汤煎，食疗诸病及食物中毒等。卷三讲粮食、蔬菜、各种肉类和水果等。在这三卷之中，有很多都是回民饮食。

《饮膳正要》记载的药膳方和食疗方非常丰富，特别注重阐述各种食物的性味与滋补作用，并有妊娠食忌、乳母食忌、饮酒避忌等内容。书中从人体健康的实际饮食需要出发，以正常人的膳食标准立论，制定了一套系统完善的饮食卫生法则。书中还具体阐发了饮食卫生，营养疗法，乃至食物中毒的防治方法等。

回族医学集大成之作——《回回药方》

《回回药方》，三十六卷，现北京图书馆收藏的是仅存四卷的残本。此书是按百科全书式的体裁写成的，大概是元末回族医生所撰写，这位医生可能供职于回回药物院。书内皆阿拉伯、回族医生所习用之方，汉医并不熟悉。

《回回药方》内容十分新颖丰富，是输入中国之后的阿拉伯医学的代表作，是回医医理与方法的集大成者。学术界的一种看法是，《回回药方》与几种最有影响的阿拉伯古代医书，如拉齐的《医学集成》、麦朱西的《医术全书》、伊本·西那的《医典》、秘书监司天台所藏《忒毕医经十三部》等医书有渊源关系。

《回回药方》给中国文化融入了一种新的特质，它向我们介绍了阿拉伯文化的哲学思想，传播一种与中国传统中医学风格迥异的完整的医学体系，给中国介绍了一种其时代先进的医学成就，极大地丰富了中医的本草学，为解决中阿文化交流史中的存疑提供了详细的考证材料。

在《回回药方》中，记载有232种可食可药的阿拉伯香料，可以用来治疗内科、外科、妇科、儿科、骨科、皮肤科等各种疾病。比如说书中的化食丹，组成原料基本上都是香料，如豆蔻、丁香、花椒、肉桂、姜等等。用香料食疗方子来治疗疾病，在史书中也多有记载，宋代洪遵的《洪氏集验方》记有："肉豆蔻，治赤、白痢……其效如神，上吐下痢者亦治。"由此足见香料食疗之奇，而这些香料都是回族清真饮食中的常用作料。

回族民俗说明书——《天方典礼择要解》

在清代，回族清真饮食业得到了空前的发展。清初回族伊斯兰学者刘智在著作《天方典礼择要解》饮食篇中全面地总结了回族的饮食习惯，尤其是对清真饮食的禁忌，做了详细的阐述，回族的清真饮食观由此也得到进一步完善与发展。

书中所讲的"饮食，所以养性情也。彼之性污浊不洁，则滋我之污浊不洁性，饮食有关于人之心性者大矣""饮食惟良，必慎必择"的食疗观点也成了我们回族食疗文化的核心组成部分。

《天方典礼择要解》，也简称为《天方典礼》，共二十卷。典礼，就是指伊斯兰教的教法。本书分为"道五功"与"人道五典"两大类。内容包括伊斯兰教基本信条、五功礼法、伦理道德、日常生活规范以及姻、丧葬礼仪的具体规定等。首卷《原教篇》为全书大纲，其余篇目均发端于此。本书的作者刘智，字介廉，号一斋，南京人。他的生卒年都已不可考，我们只知道他是清康熙年间的人，出身伊斯兰教经师世家。自幼师事经师袁汝琦等，习伊斯兰教经籍。青年时期博览经史文章、天官律数及佛道典籍，深得儒学精微。他立志用汉文阐释伊斯兰教，结庐金陵清凉山麓，闭户山居十余年，会通诸家而折中于天方，著译《天方性理》、《天方典礼》等。而后裹粮负笈，遍访全国宿学，在河南朱仙镇偶得波斯文《天方至圣录》，遂著译《天方至圣实录》。他译著的书，据说有数百卷之多，传世仅有《五功释义》、《真境昭微》、《天方三字经》、《天方字母解义》等。《天方典礼择要解》是刘智最有影响的一部作品。

刘智的著作在中国穆斯林中影响深远，被尊为"汉克塔卜"（汉文经典），刘智被赞誉为"圣教功臣"、"大伊玛目"，在西北门宦中则尊崇为"介廉巴巴"。

回族日常饮食习俗

由于我们回族人在国内一直是"大分散，小集中"的分布格局，居住地的自然环境与经济条件都不同，因此各地的回民日常饮食习惯也各不相同。我这里说的饮食，"饮"说的是喝茶，回民的茶是很有讲究的，"食"指的是清真食品。

一般来说，居住在城市的回族人是一日三餐。在西北地区，早餐往往是比较简单的，有八宝茶、馓子、油香、胡辣汤、羊杂碎、牛肉拉面等，有的回族人习惯早上喝碗油茶，而老年人多喜欢喝盖碗茶或熬罐罐茶。午餐比较正式，吃各种面食、牛羊肉泡馍的人较多。晚餐大多数都吃面条，面条的种类有碎面、长面、捞面、笼面等，也吃饺子、包子、烙饼等。

而分散在各地农村、山区、牧区的回族人，他们的饮食习俗则大多受居住地的影响。比如，宁夏南部山区的回民，多以土豆、荞麦、莜麦、糜子、豌豆为主食，而在新疆阿尔泰地区的回民喜欢吃肉类和奶制品，米面食品却成了次要选择，这明显是受到哈萨克族饮食习俗的影响。居住在西藏一带的回民，主食则大多和藏民一样，吃青稞、豌豆，三餐离不开糌粑和酥油茶。居住在西北地区农村的回族人，饮食最有特色的是民间宴席。"九碗三行"就是当地回族人的正宗宴席。一般在举办婚丧礼仪活动时，用这种宴席招待众多的客人及亲属。为什么叫"九碗三行"呢？这是因为宴席中所上的九碗菜，每碗大小相同，且排列成每边三碗的正方形，不管从哪个角度看都成三行，所以叫"九碗三行"。

总的来看，回族的日常饮食习俗有以下四个鲜明的特点：

第一个特点是主食以面食为主。面食是我们回族人的传统主食，其品种繁多，样式新颖，味道香美，技术精湛，显示了回族人的聪明才智。调查显示，在回族饮食中，面食品种占 60% 之多，而其他饮食，也多多少少地会运用到面粉。像兰州拉面、馓子、饸饹、长面、麻食、馄饨、油茶、馄馍等等，经过我们回族人的制作，都会成为美味佳肴，连外国宾客都赞叹不已。

第二个特点是甜食占有很重要的地位。这个特点与阿拉伯穆斯林喜欢吃甜食有很深的渊源。阿拉伯的穆斯林在妇女生下小孩后，往往会用蜜汁或椰枣抹入婴儿口中，然后才开始哺乳。而在宁夏很多地方，回族婴儿出生后，也有用红糖开口的习俗。回族的菜肴中，也有不少是甜菜，如它似蜜、炸羊尾、糖醋里脊等。在米面食品中，甜食就更多了，如凉糕、切糕、八宝甜盘子、甜麻花、甜馓子、糍糕、江米糕、柿子饼、糊托等，此外，宁夏回族还把穆斯林的传统美食油香做成了甜食，在调制油香时，会在里边加入蜂蜜、红糖等以增加甜味。

第三个特点是菜肴中牛羊肉比重非常大。我们回族人尤其喜欢吃牛羊肉，这和伊斯兰教的饮食思想有关。伊斯兰教倡导食用牛羊鸡鸭鱼等肉，禁戒猪驴骡及凶禽猛兽之肉。中国伊斯兰教教义理论著作《天方典礼》中说"饮食，所以养性情也"，"凡禽之食谷者，兽之食刍者，性皆良，可食"，又说"惟驼、牛、羊独具纯德，补益诚多，可以供食"。伊斯兰教倡导吃"佳美的食物"。什么是"佳美的食物"呢？就是洁净可口、富于营养的食物，再具体地说就是要有良好的外观形象、鲜香的嗅觉口感以及丰富的营养价值。比如说羊，它性情温驯，肉质洁净，美味可口，对身体还有滋补食疗的作用。羊肉中富含蛋白质、维生素及钙、磷、铁等矿物质。经常食用羊肉，可以开胃健脾，散寒助阳，益肾补虚。

第四个特点是回族的饮食特别重视学习与吸收兄弟民族的美食烹调方法与经验，但一定会按清真食品的要求制作。长时间以来，回族一直与汉族以及其他兄弟民族和谐共处，平等交流，在这个过程中，我们回族人引进了很多兄弟民族的饮食品种，例如饺子、馒头、粽子、元宵、月饼等。但是，我们回族人在制作这些美食时，并不是完全地照抄照搬，而是富有创造性地加以改进，比如说饺子，不单单是将汉族的饺子改成清真饺子，而是在作料、做法甚至吃法上都进行了极有创意的变革，就像其中的酸汤饺子和用鱼汤调制的羊肉馅、鱼羊鲜水饺，就是回族的一大发明。如今，随着社会经济的发展和人民生活水平的提高，回族与汉族及其他兄弟民族的饮食交流更加密切，这使得我们回族饮食文化得以更加丰富。

回族节日饮食习俗

我们回族有三大重要节日，即开斋节、古尔邦节、圣纪节。此外，还有些小的节日以及纪念日，如法图麦节、阿舒拉节等。在这些节日里，都会有一些与饮食相关的习俗。

在了解这些节日的饮食习俗前，我想先为大家介绍一下伊斯兰教的教历，因为这些节日都是按照伊斯兰教的教历来计算的。伊斯兰教历以月亮的盈亏为准，全年分为12个月，单月30天，双月29天，平年354天，闰年355天，30年中共有1个闰年，不置闰月，与公历每年相差11天，平均每32.6年比公历多出1年。所以，上述回族节日一般每三年提前一个月。

穆斯林最重要的节日——开斋节

开斋节是我们回族人最重要的节日。据伊斯兰教经典记载，穆罕默德在传教前，每逢莱麦丹月都要去麦加近邻的希拉山涧沉思默祷。他在这个月受安拉之命为"使者"，以此为斋月，是为纪念《古兰经》首次在这个月降临。同时，"斋戒能使有钱人尝尝饥饿的滋味，（使其）不要挥霍无度，要节衣缩食，尝到别人的痛苦"。现在开斋节已经成为信仰伊斯兰教民族的传统节日。这一天，穆斯林沐浴净身，穿上节日盛装，走亲访友，互敬"塞俩目"（问候的意思），还要到清真寺参加节日聚礼活动。

老辈人还有一种传说：至圣穆罕默德在公元625年伊斯兰教历九月率兵征战的时候，在浩瀚的大沙漠里断粮缺水，战士们靠着坚韧的毅力和必胜的信心，战胜了强大的敌人。穆圣为了让大家记住这次征战的艰辛，规定每年的伊斯兰教历九月为斋月，为期一个月，作为伊斯兰教"天命五功"之一规定下来。

凡成年的穆斯林(除孕妇、病人、儿童以外)，不分男女，都要"封斋"，忍受饥饿和干渴的痛苦，体会人生创业的艰难，磨炼在逆境中战胜困难的意志，同情穷人，抑制私欲，慷慨施舍。穆圣指出："守钦月斋以示消欲，其功德胜过其他一切善行。"这充分说明了斋月的重要性。

说到这里，可能有些朋友会怀疑，斋戒要忍饥挨饿，会不会影响身体的健康和发育呢？我可以负责任地说，这种担心完全没有必要，斋戒不仅在精神和道德方面有许多教育意义，它对人的身体健康还有许多裨益，可以说斋戒是一种极好的养生锻炼方式。穆圣多次告诫教民："多食积食是百病之源。""少食者，不多病。""胃脏是百病之宿，节制为众药之宗。"在1400多年以前，穆圣就认识到节食的作用，可见他的远见卓识和养生经验之丰富了。

狭义的斋戒要求封斋的人在东方发白前，吃饱喝足。如有人起晚了，就不吃不喝，清封一天。东方发晓后至太阳落山前，要禁止房事，断绝一切饮食，在任何艰难困苦的条件下，都不能吃一点东西，也不许喝一口水。在斋戒期间，平时抽烟的人必须戒掉。做饭的人以及从事饮食业的人，可以品尝，但不能咽到肚子里。若有人为了滋补、壮阳、麻醉等在皮下注射或静脉注射，在斋戒期间行房事、遗精（梦遗除外）等都算是破斋，这一天的斋戒也就无效了。

当人们封了一天斋，快到开斋时，斋戒的男子都要洗小净，然后换上清洁的衣服，戴上白帽，上寺等候。听见清真寺里开斋的梆子声后，在寺里和在家的，就可以开始吃"开斋饭"了。开斋时，若是夏天，有条件的先吃水果，没有条件的喝一碗清水或盖碗茶，而后再吃饭。这主要是斋戒的回民在夏天首先感到的是干渴，而不是饥饿。若在冬天，有的人讲究吃几个枣子后再吃饭。相传穆罕默德开斋时爱吃阿拉伯蜜枣，所以回民现在也有这种习惯。

广义的斋戒要求人们不吃不喝，更重要的是要做到清心寡欲、表里一致，对耳、目、身、心、嘴都要有所节制，要做到耳不听邪，目不视邪，口不道邪，脑不思邪，身不妄邪。如果禁饮食，挨饥饿，而心不正，行不端，也是不符合斋戒真谛的，也是不完美的。

斋戒期满后，开斋节就正式开始。开斋节要过三天，在这三天里，家家户户炸馓子、油香、课课、花花等富有民族风味的传统食品。同时，有条件的还宰牛羊，条件差的，可宰饲养的家禽。也有的自做凉粉、烩菜等。这些食物互送亲友邻居，互相拜节，借节日之际问候。

虔诚向真主宰牲献祭——古尔邦节

古尔邦节一般在开斋节过后的七十天举行，这个节日属于穆斯林朝觐功课的仪式范围。关于古尔邦节的来历还有一个典故。

相传，伊斯兰教的古代先知易卜拉欣在晚上梦到圣主安拉命令他杀掉儿子伊斯玛仪献祭，以此考验他对安拉的虔诚。

易卜拉欣将刀磨得非常锋利，当伊斯玛仪睡着后，他将刀架在儿子的喉头上。这时，他心中十分痛苦，泪如雨下。第一刀下去，只是在儿子的脖子上留下了一个白印，第二刀下去也只是刮破了一点皮。

儿子说："父亲啊，你把我翻个身，让我匍匐而卧，这样你就能下定决心了，顺从真主的命令。"

易卜拉欣听了儿子的话，把他翻了个身，然后准备杀儿子，这时真主深受感动，派天仙吉卜热依勒背来一只黑头羚羊作为祭献，代替了伊斯玛仪。这时易卜拉欣拿起刀子，按住羊的喉头一宰，羊便倒了。从此以后，伊斯兰教历的十二月十日便被规定为宰牲节。这也正是古尔邦节的来历。

在古尔邦节，除了准备炸油香、馓子、会礼等食物外，还要宰杀牛、羊、骆驼。经济条件相对较好的，每人要宰一只羊，七人合宰一头牛或一头骆驼。宰牲时还有许多讲究，不允许宰不满两岁的小羊羔和不满三岁的小牛犊、骆驼，不宰眼瞎、腿瘸、缺耳、少尾的牲畜，要挑选体壮健美的宰。所宰的肉要分成三份：一份自食，一份送亲友邻居，一份济贫施舍。

宰牲典礼完成后，家家户户都会热闹起来，老人们一边煮肉，一边给孩子吩咐：吃完肉，骨头不能扔给狗嚼，要用黄土覆盖。这在古尔邦节是一种十分重要的讲究。肉煮熟后，则要削成片子，搭成份子；羊下水要烩成菜。而后访亲问友，馈赠油香、菜，相互登门贺节。有的还要请阿訇到家念经，吃油香，同时，还要去游坟，缅怀先人。古尔邦节在各地互有异同。有些地方除了参加聚礼和访亲问友外，还会组织各种文娱体育活动。

纪念先知穆罕默德的诞生和逝世的节日——圣纪节

圣纪节，亦称圣忌节、冒路德节。相传穆罕默德（约570～632）诞辰和逝世都在伊斯兰教历的三月十二日，穆斯林为了纪念伊斯兰教圣人穆罕默德创建的伊斯兰教，就在每年的这一天举行集会。以后，逐渐演变为伊斯兰教的节日。

在圣纪节，人们要聚在清真寺聆听阿訇讲述《古兰经》，然后会餐。经济条件好的，地方宽敞的，往往会摆上几十桌饭菜，大家一起进餐；有的地方则是吃份儿饭，我们回族人叫做"份碗子"，即每人一份；对于没有参加聚会的人，则要托其邻居、亲友带回一些美食。一般来说，圣纪节的饮食比其他节日都要丰盛。

回族妇女的节日——法图麦节

回族的法图麦节在每年的斋月十四，即伊斯兰教历九月十四日。为纪念穆罕默德的女儿、阿里的妻子法图麦,回族妇女亲自出动收集钱粮,然后选择一个宽敞的住宅,架几口特大铁锅,熬几大锅杂豆粥,烙一些油香或炸油香,请阿訇念经祈祷并赞颂圣女的事迹,所以,回族也将这个节日叫"女圣纪"。然后,让全"坊"的男女老少一起来吃。这种杂豆粥是用黄米、小米、大米、扁豆、豌豆、绿豆、大豆等十几种豆类加肉丁和葱、姜、盐等各种调料熬成的一种稀粥。

吃这种杂豆粥是有来历的。传说很早以前,法图麦的丈夫阿里带兵打仗已三天三夜没东西吃了,兵荒马乱,为安抚人心,法图麦到河边捡了一衣襟各式各样的小花石头,拿回来淘洗了两遍就下到锅里煮,在人们正闹着要吃饭时,法图麦说米已下锅,正在这时锅里喷出豆味,法图麦打开锅一看,那各样石头变成了小花豆,香味扑鼻。阿里高兴地说,今天弟兄们放开肚皮吃吧。士兵们每人吃四五碗,边吃边赞扬法图麦的功绩。

为了纪念法图麦的这一传奇行动,表示对她的尊敬,至今回族仍保留着吃杂豆粥的习俗。回族把这一天叫妈妈会,也叫法图麦节、姑太节或粮食节。

伊斯兰教圣日——阿舒拉节

阿舒拉源出希伯来文,意为"第十天",一般指伊斯兰教历一月十日。相传该日是阿丹、怒哈、易卜拉欣、穆萨等先知得救的日子。还传说这一天安拉创造了人、天堂和火狱等,因此,这一天被看做神圣的日子。在这一天,我们回族人会去清真寺或者在家里吃精美的饭食。

在阿舒拉节这天,我们回族人还会用各种豆类熬粥,回民把这种饭叫阿舒拉饭。

为什么要吃阿舒拉饭呢?传说在远古时期,真主派了一位能言善辩,处事稳重,胸怀坦荡,有能力,有耐性的先知怒哈去劝说崇拜偶像的人。怒哈和颜悦色，千方百计地宣传真主的信条，一部分人被说服接受了他宣传的信条，而另一部分地位较高的人不但不听他的劝说，还讥笑他。怒哈在毫无办法的情况下，祈求真主不要在人世间留这些人。真主听了怒哈的话，向他默示，尽快制造方舟，怒哈就到一个偏僻安静的地方自己制造了船，带着那些归信安拉的人登舟，并在世界上各种动物和禽类中各选一对载在船上。怒哈一行刚驶船离岸，天上的水门便大开，飞流直下，地下的泉水喷涌，一时间洪水漫世，那些不信真主的人全都丧命。最后天上的水门渐渐闭合了，大地吸收了洪水，怒哈的方舟落到了朱迪山上。 船上的人在山上等了三天三夜，找不到吃的，人们忍不住饥饿，乱喊乱叫。怒哈到山下捡了各种各样的豆子下锅煮着吃，结果几把杂豆煮了一大锅，救了不少人的命，也救了怒哈圣人的命。

现在，回族人民为了纪念这一天，仍保留着吃杂豆粥的习俗，也叫忆苦思甜饭。这种杂豆粥比较稠，不像我们平时吃的稀饭顶不住饿，一般人吃一碗也就足够了，吃的时候再配些小菜，口感更好。

清真饮食禁忌

对待饮食，我们中国穆斯林严格遵从伊斯兰教的最高经典《古兰经》的相关规定，只吃那些洁净的、有益于身心健康的食物。清真饮食禁忌源于《古兰经》的规定，其核心是"善"，表现为"净"。在世界三大菜系中，清真饮食禁忌最符合人类健康的要求，可以说是文明饮食的典范。

《古兰经》中明明白白说：

禁止你们吃自死物、血液、猪肉，以及诵非真主之名而宰杀的、勒死的、捶死的、跌死的、抵死的、野兽吃剩的动物——但宰后才死的，仍然可吃。凡为饥荒所迫，而无意犯罪的虽吃禁物，毫无罪过，因为真主确是至赦的，确是至慈的。

穆圣也说："凡对人体有害的都是被禁止的。""食一口不洁之物，废四十日功修。"所以，我们穆斯林在饮食方面极有原则，只吃伊斯兰教教法许可的、有益于人体健康的食品，坚决不吃那些有损身心健康的食物。

按穆斯林清真食品的要求，自死物，血液制品，猪、狗、驴及形态凶猛丑陋与食肉动物是不可食用的，同时严格要求未经按伊斯兰教义宰杀程序与要求所完成的不符合伊斯兰教义和卫生要求的食品也是不可食用的。近年我多次参加国际清真食品高峰论坛会议了解到清真食品的概念已被世界广泛认同，因为清真食品的制作过程不仅仅涉及宗教礼仪、生活习俗，更重要的是它更符合国际对肉类食品的检验检疫及更有利于人类健康的卫生标准。

伊斯兰教从诞生起就禁食血制品，这是因为穆斯林的先贤早就发现动物血液会有很多不利于健康及传染疾病的因素存在，这一点已被现代科学所证实。因此穆斯林在宰杀牛羊鸡鸭等可食用的家禽过程中不但要按照宗教的要求口念"台思米"，还要在意念中意识到家禽也是一条生命，家禽的肉体可给人带来能量，但在宰杀它的过程中要祈祷真主能将它的灵魂导入天堂。

穆斯林对清真二字的理解有着更深的科学道理。1400年前，还不知道有细菌存在的时候，血成了藏污纳垢的所在，伊斯兰教由此规定血是被禁食的。可食动物必须在念真主之名宰杀后，排尽血液，肉质变得纯洁、合法，才能食用，这是我们回族人严格遵守的一项饮食习惯。

首先，在回族饮食习惯中，可以吃教义允许适合穆斯林食用的动物，但如果动物是自己死掉的，而不是阿訇念经代宰后放过血的，那么我们回族人也是禁食的，这是因为自死物大多有毒，另一方面则是因为动物自死，血气未去，嗜欲之性仍旧存在，终为人心所累，故不可食。这在客观上有着清洁、卫生、安全的效果。

其次，禁食猪肉。很多人对穆斯林的生活习俗会有疑惑，最为突出的是穆斯林为什么禁食猪肉。其实伊斯兰教对酒的禁令，比对猪肉还严格，因为饮酒过量，可让人乱性，很多凶杀、车祸，都是酒后所为，伊斯兰教所禁食的并不只是猪肉。在《哈底斯（圣训）》的补充解释中说道：伊斯兰教法学家遵循经训的精神制定了若干细则，便逐渐使清真饮食更具体化、制度化与生活化。

我们回族人对禁食猪肉执行得极为严格、认真而自觉。在穆斯林心目中，猪贪吃、懒惰、丑陋、愚蠢，在污泥中打滚，令人生厌。因此，迄今为止，一切禁忌中，首推禁食猪肉这一条执行得最坚决，也最普遍。

此外，由禁食猪肉又引起一系列连锁反应，发展到禁用猪皮制的皮鞋、皮衣、皮带，禁用猪鬃制的毛刷、牙刷，不用含有猪油成分的肥皂、香脂等生活用品。

不仅如此，我们穆斯林甚至避讳谈"猪"字，把它称为"黑牲口"，或者用阿拉伯语音译为"狠基勒"。更有甚者，连"猪"的同音字也忌讳，如姓"朱"的穆斯林改为姓"黑"。出生于猪年的穆斯林，则改称为属"黑"或属"亥"。

清初的回族穆斯林学者在其著述中，也曾大量辑录了古代医学文献如《本草经疏》、《医经别录》、《延寿丹书》等及名家有关"猪肉有害"的论断（见《天方典礼》卷17《饮食篇·下》），并根据《古兰经》所述"污秽不洁"之说解释如下：

> 豕，畜类中污浊之尤者也。其性贪，其气浊，其心迷，其食秽，其肉无补而多害。乐从污秽，有锯牙，愈壮愈懒……乃最不可食之物。吾人禁忌独严，而诸教以为常食，故特出戒之。

这就是穆斯林禁食猪肉的原因。

第三，不吃未念真主之名而宰杀之物。按照伊斯兰教礼仪，在宰鸡、鸭、鹅、牛、羊、驼等可食的动物时，必须念"台思米"，即诵读"奉其主之命"才合教法。虽然说只要是穆斯林，都可以自己动手宰。但一般穆斯林都很认真，一定会请阿訇动手，在措词上，忌讳用"杀"字，也不大喜欢用"宰"字，通常称为"下刀"，在念"台思米"时面向西方，对准规定的部位下刀，割断喉部的嗓管、血管、气管，待血流尽为止。所有的清真牛羊肉铺、鸡鸭店、食堂饭馆，都必须采配阿訇"下刀"的肉食品，并公开悬挂带有阿拉伯文、中文字样的特殊标志或招牌，其中有些牌子上同时绘有"汤瓶"图案，穆斯林顾客才会放心食用。

宗教信仰大多是为了使我们更加自律。伊斯兰教义本身是严谨的，但也是灵活的，比如穆斯林是禁酒的，如果是一个严格遵守教义和习俗的穆斯林，他就绝对不会喝酒，更不会有最近社会热议的醉酒驾驶的问题。但是圣训又说，如一个人在长途旅行中由于干渴面临死亡，为了拯救生命而饮之，则是允许的。

曾有朋友问我，穆斯林吃家禽肉类，都必须念"台思米"宰之，那么对海洋中的鱼类虾类为什么没有这个过程的要求呢？

其实，在圣训中已做过说明，大海中真主赐予的精美食物可食用。同时，还有一个古老而又美丽的传说。

据说，在很久以前有一户回民，家中只有母子二人。由于家境贫寒，母亲又生了病，连一点肉都买不起。儿子急得没办法，便去冰冻的河里破冰打鱼。他为了使冰块里的鱼不致被打死，便用自己的胸脯把冰融化，取出了一条活鱼。他回到家里时，母亲快要咽气了，可鱼还没有请阿訇宰。正在为难的时候，真主托话于他，说感于他对母亲的忠孝，可以不宰，立即给母亲熬鱼吃。那位母亲吃了鱼，病好转了。所以，至今回民吃鱼是不用宰的。（超过7千克的鱼则不可食用。）

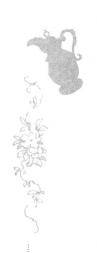

第二章

养为本，德为要，洁为先
——回族食疗的思想核心

由于清真饮食崇尚食物营养、清洁卫生、自我节制，一代又一代回民享受和传承着这种独特、科学合理的饮食习惯和生活方式，造就了中国最长寿的民族群体。据统计，我国穆斯林群众集中的新疆和田地区是国际公认的世界四大长寿地区之一，宁夏的百岁老人95％以上是回族。

净心洁体，用汤瓶给心灵洗个澡

"回回家里三件宝，汤瓶盖碗白帽帽。"这是宁夏广为流传的回族谚语。汤瓶原是用来熬茶、熬汤的，后来作为回族沐浴净身的专门用具，到现在已经有1300多年的历史了。我们杨家祖传的这套保健医学为什么会叫做"汤瓶八诊"呢？这也得从汤瓶壶说起。

汤瓶的命名源于唐朝，相传，唐太宗李世民有一天做了一个奇怪的梦，梦见金銮殿里的一根大梁即将倒下，就在他不知如何是好之际，说时迟那时快，赶来了一位头缠白巾、身穿绿袍、肩搭毛巾、手持汤瓶的高鼻深目的大汉，大汉过来之后奋力将大梁擎了起来。唐太宗醒后不知其意，便召集文武百官解梦。

神机军师徐茂公说："陛下梦中所见之人，乃西方阿拉伯的先贤。身穿绿袍，头缠白巾，是他们做礼拜的衣裳，汤瓶是他们净身的用具。如能将其请进中原，定保唐室江山无虑。"

于是唐太宗传下圣旨，选了几名精干使臣带足金银财宝，去西方聘请梦中贤士。唐朝使臣，沿着丝绸之路历尽千难万险来到了阿拉伯的麦加，谒见了穆罕默德。穆圣听明唐朝使者的来意，即派出三名弟子盖思、吴外思、宛葛思出使唐朝，但盖思、吴外思因不服水土而中途病逝，只有宛葛思及其属下二十余人进入长安朝见唐太宗。

唐太宗依照大食国净仪的习俗，每人赏赐一把精美无比的洗壶。当时人们把这种洗壶叫做"唐瓶"。"洗壶"是穆斯林用于洗大净和小净的水壶，为清洁肌肤，净化心灵，壶内装有热水，古时"热水"称为"汤"，所以就慢慢演变成了"汤瓶"。

汤瓶形状如茶壶，身长腹大，颈长如瓶，一侧有柄供手提用，一侧有壶嘴供倒水用，瓶口有盖供存水用。汤瓶的材质、造型多种多样，有铜汤瓶、瓷汤瓶、塑料汤瓶，还有砂泥汤瓶、铝汤瓶、锡铁汤瓶、轻铁汤瓶等。不少汤瓶上都饰有花纹或阿拉伯文字，制作十分精美。

汤瓶的主要功能就是用来作大小净，因为无论大净还是小净，其洗涤方式有一个共同的特点，那就是要用活水，这是因为我们回族穆斯林非常重视水的清洁，自古便有不用"回头水"的常规。所以洗浴时绝不许用盆和桶洗，更不能在浴池内洗，因为肢体一进入盆或桶内其水便被认为是污水，就不能用手再洗其他部位。

用汤瓶壶进行冲洗就不存在这个问题了，这种大肚小嘴的水瓶使用起来既卫生又方便。汤瓶壶身高颈窄，颈长弯曲，腰部鼓肚，瓶口有盖子，灰尘和不洁之物无法污染水质。另外，由于汤瓶的容量有限，使用汤瓶以节约用水为原则，每次小净应在2千克水以内，这也符合回族勤俭节约、反对奢侈浪费的道德规范。

汤瓶外可清洁身体，内可净化心灵。身体的清洁固然很重要，但是更重要的是心灵的清洁。心灵得到净化了，自然就会形成一种平和的心态，我们的气脉、阴阳就会得到调整、平衡，这是健康最重要的保证。

我们穆斯林每天都要做礼拜，每做一次就要用汤瓶给心灵洗个澡，每天要做五次，就意味着每天心灵都要洗五次澡，这样一来，我们的烦恼，我们的痛苦，我们的忧愁，就统统都释放掉了，我们的心灵就得到了宁静和平和。

心情跟疾病又是密切相关的。因为人在茫茫宇宙当中，听、视、感、觉、触，都会给你带来反应。你看到一朵玫瑰花，心里就油然生出一种喜悦；听到一首悲伤的歌，会心情忧郁；实现了心中的诉求，将会喜悦；你爱上了一个和你同床异梦只是为了利益和你周旋的人，一旦察觉必会愤怒。你父母身体很健康，自身家庭和睦工作顺利心情必会舒畅；任何导致心理受刺激的话和事也都会给你带来身体的不良反应，可能会使你胸闷气短。所以我一直都强调，在治疗疾病的同时，也要兼顾心灵的疗愈，要想根除疾病，也必然要保持积极的心理情感。

穆斯林用汤瓶洗大小净，不但是洗涤身体表面的尘埃，更重要的是对心灵的净化。因此汤瓶八诊不但是对身体的调理，也是对心理的调理，让我们不但拥有健康的身体，还要拥有健康的心理，以一颗善良的、正直的、执着的，同时也是平和的心伴随你度过短暂而又漫长的人生道路。

为了方便教众，清真寺里面一般都建有沐浴室，我们通常叫"水房子"，是专供穆斯林使用的公共卫生设施，里面有专门的师傅烧水。为了取水方便，自来水管道或水井就设在锅炉旁，小净用的每个小隔间都有一个南北方向的下水池，大净用的每个沐浴间都有更衣用的小木板或小木床，还备有洁净的浴巾。沐浴室里有特制的木头架供放汤瓶、毛巾、帽子之用。沐浴后，换上干净的衣服，立马给人焕然一新的感觉。

在沐浴的时候，最好有一些联想。洗手时要想到靠双手勤劳致富，不拿不义之财；洗脸时要想到顾及体面，不做见不得人的事情；漱口时要想到不说脏话，不胡言乱语，不伤及别人的感情；抹头抹耳时要想到行得正走得端，不在背后随便议论别人；洗脚时要想到走正道，不走歪门邪道。基于我们民族的宗教信仰，作这种联想是很自然的事情，反过来也可以净化心灵，祛除疾病的根源。

第二章 养为本，德为要，洁为先——回族食疗的思想核心

心灵纯净豁达，身体自然健康

健康是一个不分种族，没有国界，永不落幕的话题。随着人类社会的进步、科学的发展，自然灾害引发的核泄漏、空气的污染、水质的污染、滥用化学产品而导致的食物污染，正在日益引起人类对健康的关注。

当今世界，许多人因为信仰的缺失，内心的浮躁，生活的压力，失去了对人生价值的追求，无论是对事业，还是对爱情对婚姻都很茫然，过着放纵的夜生活，赌博，酗酒，甚至吸食毒品，懒惰，欺骗，奸诈，暴力，钩心斗角，每天挣扎在空虚之中。

人生在世，只有内心纯正、善良，才会有利于拆除人与人之间的屏障，有利于自己心理平和与健康，更重要的是有利于社会的和谐，有利于国家的安定。只要符合以上的宗旨，就会给你带来身心的健康。你做得对就应坚持，这样才会给你带来心灵的愉悦。

形形色色的现代弊病，很多人已经不懂廉耻，把欺骗当智慧，把爱情当游戏，把粗鲁狂妄当个性，把无知当可爱，从不在乎别人的感受，不懂感恩，不懂回报，活着只追求自己的欲望。其实这种种行为，会使你的路越走越窄。人活着，万事都要注重一个"真"字。孩提时期，我父亲就经常教导我，心静脑清，心善友多，心诚路宽，一时的误解与痛苦将会换来更多的快乐与尊重。

中医典籍《黄帝内经》就曾规劝世人："勿妄劳作。"生命的健康把握在自己的手中，只要懂得善良、真诚、理想与合理的膳食方法加上科学的运动，学会自我的调理与关爱，健康就会永远伴随你的身心。

健康的身体，健康的心灵，健康的饮食，健康的生活方式，每天用一点时间放松一下你的身心，可以通过茶道中的嗅、品、饮三步骤，让你放下已在名利场中疲惫的心，让我们不要伤人害己、伤人利己、自私自利，在茶道中进入一种轻松喜悦、无欲无求的境界，它可以陶冶你的情操，修复你的心神疲劳。试试看吧，我的朋友，或许它还会给你带来一份慰藉。

茶能让你感受到自然与宇宙的和谐，生活的沉浮，思想的跌宕，都缓缓化作一泓清泉，汇入奔腾不息的生命之海，使我们的身心获得一种丰实、一种宁静。这种瞬间的感受，将会激发出你对生活的渴望与感恩。

古往今来，人类的生活总离不开衣食住行四个方面，这些看似琐碎的事情也正是物质文明与精神文明的体现。《古兰经》中有相当的篇幅提及这类问题，这些文字并非仅限于命令或禁令，而是论及相关的原则问题，如区分善和恶、美与丑、是与非、纯洁与污浊、提倡与禁忌等等，从不同角度和侧面，反映了伊斯兰教的处世观、生活观和审美观。

随心所欲、暴饮暴食是百病之源

我父母都出生在医武世家，家境并不富裕。我一共兄妹八人，大姐和二姐都已年过八旬，一个在上海，一个在宁夏，但她们和同龄人相比，从外表看，起码要年轻十岁，这与她们朴素自制的生活、豁达平和的心胸是有很大关系的。

我父母那个年代，生活非常艰苦，不像今天这样要什么有什么，每天可以挑着吃，想着吃。那时每天粗茶淡饭，甚至饥一顿饱一顿。不过我和我大姐年龄相差好几十岁，我对父母和姐姐们过去经历的艰辛只是耳闻，并没有亲身体验过。但我从他们身上看到：上苍是公平的，不可能把所有完美融于一人之身。虽没有大富大贵，但他们一生都健健康康，父母年近百岁才寿终正寝，离开了我。

说到这里，就不能不提到我们回族的食疗。1300年来，回族不断吸取中医学的调理方法，通过总结探索，终于形成了适合本民族食用的食疗方法。我们认为，人体的生理特征及活动规律要求人的饮食也应该有一定的规律。而在现代社会日常生活中，人们大多数都有着不良的饮食习惯，如挑食偏食、暴饮暴食、过度节食等都会破坏人们的正常生理规律，从而导致疾病的发生。

首先是不科学的节食。现代人普遍以瘦为美。有一次，我乘火车出差，偶遇了一个在上海打工的宁夏女孩，她体型偏胖，脸蛋红扑扑的，一看就知道是西部农村的孩子。仅凭外表，同龄男孩子是很难被她吸引的。但通过交谈，我发现这个女孩很有教养，很懂礼貌，也非常善良。同车有一个妇女突然胃痛，这个女孩一会儿帮她按摩，一会儿帮她去找药，不辞劳苦地忙上忙下。刚开始，我还以为那个妇女是她的妈妈，后

汤瓶八诊

非药物自然疗法

来才知道她俩根本不认识。当时我特别感动，就马上通过八诊中的气诊帮这个妇女调理了一下。她的疼痛立即就缓解了，我也很高兴。这个毫不相干的女孩竟然又带着一副感激的神情从她包里摸出一个橘子让我吃。瞬间，我发现这个女孩从内散发出一种美，这种美久久都留在我的脑海中。

其实，美应该是一种心理和生理的交相辉映。某些女孩单一追求形体美，节食过度，时间一长致使气血两虚，抵抗力下降。这种方法和我们回族的斋月封斋时白天禁食的原理完全不同。

我们穆斯林的斋月是很科学的，是通过人体自我节律的调理，一方面达到清理脏腑浊物的目的，同时也可以促进血液中脂肪的消耗与净化。而单纯为了减肥的节食，很容易造成人体每天必需的营养补充中断，使气血生化过程也缺乏应有的能量，最后脏腑功能减退，面色无华，甚至出现心悸、气短、眩晕、盗汗等现象。时间一长，还会造成人体正气不足，抗病能力减弱，导致病邪入侵而引发脾胃及其他综合病症。故《黄帝内经》中说："脾胃之气既伤，而元气亦不能充，而诸病之所由生也。"另外，刻意抑制食欲，还可导致厌食症等较为顽固的身心疾病。

过度节食有损健康，暴饮暴食同样也会给身体带来伤害。对一个有自控能力的人来讲，如每餐能控制到七分饱，则是最有利于健康的。我们回族一直提倡饮食限量，有许多医学典籍都曾讲到暴饮暴食的危害，圣训就说过："不饥不食，食不求饱，过食、饥食为百病之宗，少食为百药之母。"就是说，吃得太多，肠胃就必然会受到损伤，就会生病。其实，吃多了，何止肠胃受损伤，肥胖症、高血压、高血脂、动脉硬化、糖尿病等等一系列疾病都和暴饮暴食有关系。而且过于饱食，又直接影响人的寿命。所以我们回族人的节食养生之道是很有道理的。

偏食也是饮食不当的一个重要表现。比如，有的人偏食五味，就是吃东西偏于一味或几味，这对生理健康是极为有害的。回族医学认为，五味分别为五脏所主，偏于某味或伤某脏，或伤某腑，导致脏腑相互滋生和相互制约关系的失衡。

饮食有酸、甘、苦、辛、咸五味，"藏于肠胃，以养五气，滋养五脏"。如调和适度，会使骨骼强健，经脉舒柔，气血通畅，腠理周密，周身骨气、五脏六腑强健有力。如偏食则损伤五脏，易生百病。中医典籍《黄帝内经》也说："味过于酸，肝气以津，脾气乃绝。""味过于咸，大骨气劳，心气抑。""味过于甘，心气喘满，肾气不衡。""味过于苦，脾气不濡，胃气乃厚。""味过于辛，筋脉沮弛，精神乃央。"这都是在告诉我们偏食五味的坏处。

饮食与人体健康有着直接的关联，但饮食不仅仅是食物品种的选择，对饮食方法也是有要求的。比如西方国家注重少食多餐，东方人更注重饮食的时间和规律。

现实生活中，大家都非常清楚饮食的重要性，也知道吃什么有利于健康，可就是在饮食的时间安排上缺乏规律。最普遍的就是不吃早饭，也有不少上班族常因忙碌而耽误用餐，饿极则饱食一顿。还有不少人喜欢半夜加餐，或者运动之后猛吃一顿等等。这些不规律的饮食习惯，都可能破坏人的正常生理功能，尤其容易损伤脾胃运化能力。

急病找医生，慢病清、补、调

我们回族清真饮食文化将"以养为本"当做核心思想，同时也注重对肠胃的调理，对一些体质虚弱者也主张通过食疗进行调补。所谓的"以养为本"，讲的其实就是"治为标，养为本"，意思是说治疗只能改善症状，日常调养才能解决根本，所以我们在治病时讲求"治养结合，标本兼顾"，民间俗语"三分治七分养"说的也是这个道理。

大家都知道，我们回族人虽然遍布全国各地，但主要还是聚居于大西北地区，那里自然环境恶劣，备受风沙侵袭，又缺医少药，普通回族人的生活都比较艰苦。但在这种艰苦的生存条件下，依然涌现出许多长寿老人，根据全国第三次、第四次人口普查就可以看出，中国的长寿老人以穆斯林居多。这主要得益于我们将生活与养生融为一体、"以养为本"的养生保健观念。

"以养为本"的观念体现在回族人日常生活的方方面面。就拿我们回族信仰来说，我们信仰伊斯兰教，这种宗教信仰不仅是一种文化传承，同时也处处体现了以养为本的保健养生观念。

念、礼、斋、课、朝是每个穆斯林都要做的五项宗教功课，是每个教徒都应遵守的最基本的宗教义务，亦称五大天命。

念为五功之首。念时要求驱除杂念，一心一意，呼吸、运气要有定数。此功客观上与气功之静功相似，具有保健作用。 念什么呢？念诵清真言，这是穆斯林对自己信仰的表白。阿拉伯语称为舍哈德（意为作证），其内容是用阿拉伯语念诵："我作证：除安拉外，再没有神，穆罕默德是安拉的使者。"只要接受这一证言，并当众背诵，就可以成为正式的穆斯林。

二为礼功，即作礼拜。一般认为这是接近真主的门路和阶梯。每个穆斯林要履行每日五次的时礼，每周一次的聚礼，宗教节日的会礼。每日五次的时礼，包括晨礼、晌礼、晡礼、昏礼和宵礼。这也是伊斯兰教教义的要求。

晨礼的时间段，是从黎明时起，到日出时为止。晌礼的时间段，是从正午后，太阳稍偏时开始，至物体影子达到其一倍时为止。晡礼的时间，是从物体的影子达到一倍时起，直到太阳落山前。昏礼的时间段为日落时起，直到晚霞完全消失。宵礼的时间段自晚霞散尽直到夜半。由于各地纬度不同，礼拜的时间也各有差异，只要在规定的时间段内即可。另外，穆圣曾禁止在日出、正午及日落这三个时间内礼拜。

每次礼拜前都要小净。每个礼拜五，我们都会齐聚清真寺进行集体礼拜，这个礼拜前则要大净。不做大净就会被认为是不洁的，因而不能进入清真寺内的礼拜殿，不能触摸和诵念《古兰经》。大小净能清洁人的身体，礼拜能净化人的心灵，礼拜时有节奏的动作如站立、抬手、鞠躬、叩头、转项、捧掌等能强健人的体魄，长期坚持可以形神俱养。

三为斋功，即斋戒。伊斯兰教历的九月为斋月，在斋月期间，教徒要斋戒一月，每天从日出前到日落要止饮禁食，以清心寡欲，专事真主。斋月期间，只要是穆斯林，除孕妇、病人、儿童外，不分男女都要封斋，从日出到日落，停止一切饮食、性事等活动，忍受饥饿和干渴的痛苦，体会人生创业的艰难，磨炼在逆境中战胜困难的意志。还要同情穷人，抑制私欲，慷慨施舍。

很多人误以为，穆斯林在整个斋月期间都要不吃不喝，直至开斋节。其实这是很荒谬的，在长达一个月的时间内不吃不喝，谁也受不了。穆斯林在斋月期间，从日出到日落这一段时间不能进食，但日落以后是可以饮茶进餐的，但也很有节制，不会暴饮暴食。斋戒是一种极好的身心修炼方式，不仅有净化、提升精神和道德的作用，对人的身体也有很多好处。

课也称天课，是伊斯兰对占有一定财力的穆斯林规定的一种功修。伊斯兰认为，财富是真主所赐，富裕者有义务从自己所拥有的财富中，拿出一定份额，用于济贫和慈善事业。天课的用途，《古兰经》有明确的规定，但是随着社会经济的变化，天课的用途在各国各地区已经不完全相同。

朝是指穆斯林在规定的时间内，前往圣地麦加履行的一系列功课活动的总称。凡身体健康，有足够财力的穆斯林在路途平安的情况下，一生中到圣地麦加朝觐一次是必尽的义务。不具备此条件者则没有这个义务。

"以养为本"是我们回族在独特的生活习俗中形成的健康生活方式、行为准则和养生观念，虽然较为零散，但与中医"治未病"的思想不谋而合。自古以来，这些养生保健方法就默默发挥着作用，保障着回族群众的身体健康。我自身在行医过程中，也始终坚持"治为标，养为本"观念，在我看来，只有把养生和生活融为一体，才是真正的根除疾病之道。

"以德为要"的回族饮食之道

　　我们回族人非常重视"德"。经营清真饮食的回商诚实守信，靠勤劳致富，其商德足以与晋商、徽商等著名优秀商帮相媲美。而在日常饮食中，我们回族人也极为重视"食德"，这主要体现在两个方面。

　　第一个方面是尊老爱幼。在回族民俗中，尊老爱幼一直是一个非常优良的传统习惯，特别是在饮食礼仪上，这一点体现得淋漓尽致。

　　在回民家庭中，老人的权威不容侵犯，在吃饭时，主位都是让给老人坐，盛出来的第一碗饭要给老人吃，最好的菜要摆在老人面前。老人没动筷子之前，晚辈都不能先动。吃饭时，晚辈要帮助老人加饭夹菜。每到节日时，晚辈要给老人最好的食品，尤其是上等的茶叶。在老人斋戒期间，晚辈要在斋戒结束时及时准备好老人的饮食，并尽心尽力地服侍老人吃下。回族长寿老人很多，但不管是几世同堂，都能和睦相处，其乐融融。

　　另外，我们回族穆斯林主张厚养薄葬。老人生前，儿女们会百般孝敬，但老人过世后，在办丧事时，儿女们绝对不会铺张浪费。无论老人生前的地位多么尊贵，都是几丈白布，一抔黄土，入土为安，并没有高低贵贱之分，这是回族穆斯林良好的丧葬习俗。

　　第二个方面是自我约束和自我节制。我们回族穆斯林很懂得自我约束、自我节制，主张不贪吃，不饮酒，不赌博，不过分消费，体会斋戒的饥渴。这些行为既是对伊斯兰教规的恪守，又是良好的自身修养的体现。

　　在我们回族穆斯林看来，饮食只是为了充饥度命。所以，应该只求洁净与适度，不可过分。回族穆斯林都不喝酒。清代回族学者刘智在

《天方典礼》卷六十七《饮食·下》给出了很好的答案：

> 自古以酒亡国者，不可胜举。盖酒能易人之志，浊人之神，能使智者惑，节者淫，信者迁，驯者暴。饮食中逾闲败德者，莫甚于酒。故君臣以酒失其义，父子以酒失其亲，夫妇以酒失其敬，长幼以酒失其序，朋友以酒失其信，酒之为乱大矣！圣人不欲人因口腹而乱大事，是以痛切禁之也。

总之，无论是从身心健康（生理的、心理的）的角度看，从因饮酒而导致的严重后果看，还是从古今中外医学遗产及现代医学理论的研究成果看，都足以说明饮酒的危害，因此伊斯兰教禁酒是非常正确的。穆斯林对孩子从小就进行教育，不许饮酒。无论是烈性酒、甜酒还是啤酒都在禁止之内。

对身心有毒害之物也属伊斯兰教禁忌之物，教法上也严禁穆斯林吸食令人致醉之物，如鸦片、大麻、吗啡等麻醉品。此类毒品危害人类、祸国殃民，扰乱社会，故禁吸食、禁栽种、禁买卖、禁窝藏、禁运输。

斋戒也能充分体现回民的自我约束和自我节制。斋戒的过程是主动体验饥渴的过程。在斋戒的日子里，饥渴而又不能饮食的滋味令人刻骨铭心，使每一个斋戒者都能感受到贫困者缺粮缺水饥渴度日的滋味，从而引起自身对粮食及水源的珍惜和对贫苦人家应有的同情，培养自身吃苦耐劳的品质。因此，每年一次的斋戒对回族穆斯林来说也是一次关于"食德"的洗礼。

回族穆斯林在做小净时，也是一个自我约束和自我节制的过程。比如洗小净，洗脸，就是以崭新的面貌面对人；洗耳朵，就是不听坏话；洗嘴巴，就是不说脏话；洗脚，就是走正路……整个仪式都包含着净化心灵的意义。以德为先的文化底蕴也体现于此。试想，如果一个人长期处在不断的自我约束和自我限制中，能少做多少荒唐与错误之事？穆斯林对自己要求很严格，但并不会苛求他人。他们待人真诚，待客热情，每当家中有客人来的时候，都会为其准备最好吃的东西，不会有丝毫心疼。

《古兰经》提倡穆斯林选择佳美的食物，享受佳美的食物，但反对贪婪的享受，特别是比较富有者，在自己享受时要注意施舍一部分给贫穷者。伊斯兰教认为设施一种美德。先知穆圣说："施舍吧！即使你给别人施舍一颗蜜枣，也能帮助你避开火狱中的刑罚。"

回族穆斯林还十分懂得感恩，餐前饭后都要进行祈祷，感谢真主赐予的美食，就是这样经年累月，穆斯林在不断的自我约束中，升华着自身的道德修养。

一天不抓五遍水，不能算是好回回

我们回族人都爱干净，这不仅体现在饮食方面，在日常生活中也有很多细节体现。随便到一户回族人家看一看，都很干净，窗户都擦得亮晶晶的，家里还有香味，大人小孩衣服都是整洁干净的，房屋四周也见不到垃圾堆。穆斯林要一天洗5次小净，包括脚和下身，因此他们很少得脚气、痔疮、尿道炎等疾病。所以自古便有"一天不抓五遍水，不能算是好回回""饭前洗洗手，饭后漱漱口，百病不会生，能活九十九"的俗语。

洗大小净沐浴是我们回族日常生活中必须做的内容，也是重要的道德要求。《古兰经》说："信教的人们呀，当你们礼拜的时候，你们要洗脸，洗两手至两胳肘，摩头，洗脚至踝骨。如果你们失去了大净，就要洗全身。如果你们患病，或旅行，或从厕所来，或接触了女人，而你们没得到水，这时你们可以用净土摸脸和手。"

沐浴这种风俗源于宗教活动，现在不仅信教的回族群众常洗大小净，就是不信教的回族也洗大小净，这已经形成了一种风俗习惯，人们越来越多地注重沐浴给身体、身心带来的益处，把沐浴看成是调节精神的方法，是洗涤灵性、修养德性的途径。

直接说沐浴能够洗涤灵性、修养德性，大家不容易理解，咱们先说一点简单的东西，我们看到干净整洁的环境，心情会变得好一些，就想多呆一会；相反，一个杂乱肮脏的环境会让我们感觉心烦，人人都想尽早离开。

正是因为这个道理，所以回族特别重视人的外表，我们认为外表可以影响内心，衣服是外表的重要内容。在回族群众看来，如果衣服脏了，加之不修边幅，蓬头垢面，既有害身体健康，又影响人的美观，更会影响精神面貌，给人留下精神颓废、人格丑陋的印象。

而衣服洗得干干净净，穿得整整齐齐，即便是旧衣服，也会使人感到舒服、优美，特别是能体现一个人良好的生活习惯和道德风貌。回族群众一般都有保持衣服清洁的良好卫生习惯。

回族人不仅注意自己身体和衣服的清洁干净，还特别注重自己居住环境的清洁。居住环境的好坏，是否清爽整洁，不但会影响人的身体健康，还会影响人的性情。

杂乱无章、肮脏污秽的环境，容易使人心情烦躁、爱发脾气，甚至会做出一些不理智的事情；而清爽整洁的环境，既有利于身体健康，又有助于涵养性情，可以使人心情平静愉快，养成良好的性格。

外表和周边的环境是这个道理，我们身体的干净也是一样的道理，所以我们回族特别注重大净小净，最简单的一个目的就是为了保持身体的干净，祛除我们身体表面的污垢。

更深入一点说呢，每天五次小净是一种自我暗示，比如像我们手洗干净了，圣洁的手不可以去拿别人的东西；嘴洗干净了，说话要诚实；耳朵洗干净了，不要去听闲话；脑袋洗干净了，要清醒地思考；脚洗干净了走正道等等。

这样做事就不会有良心上的不安，换句话说就是心安理得。我们知道，人体要健康必须有三个平衡，心理平衡、阴阳平衡、气血平衡。这三个平衡里面，心理平衡是最核心的内容，这个不单是回族医学的观点，在中医学里面也有类似的论述。比如《素问》就说："恬淡虚无，真气从之，精神内守，病安从来？"这也是说我们只要保证心理或者说精神状态的平衡，那么气血阴阳运行就会各安其分，自然各种疾病也就无机可乘了。

我们回族有一句俗语说："心静万事静，心平万事平。"那么怎么才能让心静呢？用汤瓶壶给心灵洗个澡就能达到这个目的了。另外，要想心平，我们的心量就必须大。我们举一个最简单的例子，同样是七八级的大风，如果是在黄河或者洞庭湖，就是很大的一件事，风浪滔天；但是同样的风力，在大海上那就司空见惯了，这个区别的根本就在于水量的多少。水量越少，就越容易受激发，水量越多，自我平衡的能力就越强。同样的道理，心量越大，我们就越容易心平气和、身体健康，心量小就容易生气，容易出现健康的问题。我们要尽量扩大我们的心胸，用汤瓶沐浴的时候，就要有这方面的暗示，把我们的心量放大，去掉我们心灵上的污物和不良的东西。能做到这两点，我们就会比较容易地达到心理平衡。

回族医学一向说：百感千触为疾病之源。我们坚持每天五遍大净，随时小净，就能从根本上解决这个百感千触的问题。我们在用汤瓶沐浴身体的时候，表面驱除污垢，内在净化心灵，身心双管齐下，这是我们回民健康的最大保证。

净洁为相依，污浊受禁止——回族饮食卫生总原则

我们回族是一个十分讲究卫生的民族，除个人卫生、家庭卫生外，尤其讲究饮食卫生，处处突出"洁净"二字。我们回族在饮食卫生方面，以"净洁为相依，污浊受禁止"为总原则。穆罕默德也说过："食一口不洁之物，等于废四十日的功修。"具体体现在三个方面：食源洁净、加工洁净和进餐方式洁净。

食源洁净

我在前文说过，我们穆斯林不吃非穆斯林宰杀的畜禽，一般需要由阿訇屠宰，阿訇实际上就是饮食标准的把关者，这事实上就是一种对食源卫生的保证。

不仅如此，我们穆斯林宰杀自家养的禽畜，也是非常重视洁净的。比如，回族人家宰鸡，一般都要提前一周左右将鸡圈起来，不许鸡四处乱刨，以免吃进粪便等不洁之物。在圈养期间，还要喂食洁净的食物，我们回民将这种鸡叫作"空鸡"。再比如，新疆维吾尔族人制作当地名肴大盘鸡时，宰鸡前讲究"净养"一段时间，喂净食、饮净水，保持全身洁净才能宰杀。

还有回族著名美食"手抓羊肉"，也是从羊只的饲养开始就十分洁净，要选用洁净优质的饲料来喂养，在宰杀前的一段时间还要戴上笼头，从而保证肉源的洁净。

另一方面，食源洁净还体现在对水源洁净的重视。虽然各地的回民

汤瓶八诊 非药物自然疗法

生活习俗有所差别，但对水源洁净的重视却是一致的。我们回族的穆斯林将净水视若生命，绝对不许在净水源头洗衣洗澡，或者扔不洁之物；水源附近禁止建造畜圈、砌便池；水井的上面必须加井盖；在汲取清水之前一定要先洗手；水桶不用时则要倒挂悬垂；家用的水井，井底会铺一层细沙再覆石子以达到过滤的目的；如果去河里挑水，遇到上游流下来的脏东西，则会等水流百步之后再行汲取，这叫做"水流百步净"。

加工洁净

我们回族的清真饮食以加工洁净闻名，在食物的烹调过程中清洗、加工极为讲究。即便是可吃的食物，在饮食时也是有一定禁忌的，比如牛羊肉，回族穆斯林不吃的部位也有很多，比如脑、脊髓、生殖器、淋巴、肾上腺、鼻须、膀胱等都不吃，因为这些部位是不洁部位，容易染病，所以在加工的时候就都被切除了，在市场上自然也就不会出售。

回族穆斯林在食物加工方面有着高超的技巧，对于可食用的部分，一点都不会浪费，应该丢弃的部分一定也不会保留。

回族清真饮食对牛羊脏器的加工十分讲究。比如，清真羊杂全国闻名，暗红色的充满血沫的羊肺，在经过清洗后，就可成为雪白的肺；头、蹄、肠、胃一经穆斯林加工，便可成为洁净美味的食品。

再比如誉满京城的回族羊头肉，首先要将羊头浸泡在凉水里，然后用板刷来回刷洗，再将羊嘴掰开，重复洗刷羊舌头的根部，用水清洗口、鼻、耳里的脏东西，最后将整个羊头用水来回洗几遍，捞出后沥干，这才算完成了清洗。经过这样的刷洗，出来的羊头肉特别洁净。就是凭借这种一丝不苟的态度，才得到了清洁卫生的良好口碑。

第二章　养为本，德为要，洁为先——回族食疗的思想核心

进餐方式洁净

我们回族穆斯林在进餐时也十分注意洁净卫生，一直都有饭前洗手、饭后漱口、碗筷专用的良好习惯。过去回族群众开的饭馆门口都备有汤瓶，以备顾客来吃饭时先洗手。这不仅是从身体健康方面考虑，也是一种良好的文明礼仪。

穆斯林的餐桌上往往是安静的，因为不喝酒，也就没有大声喊叫的猜拳行令声。此外，吃饭时不得开玩笑说"辣椒红得像血"、"杀"、"肥"等字。

在席地而餐的牧区，餐布的干净很重要，不会有人横跨餐布而过，也不会有人将双脚伸向餐布；在进餐时，穆斯林恪守不脱帽、不打喷嚏、不咳嗽的饮食习惯。而且，还要做到主人收了餐布才可以离席，这是为了避免身上的灰尘散落在餐桌上。

总之，我们清真饮食谨守"净洁为相依，污浊受禁止"的原则，它甚至已经渗透到我们回族穆斯林的血脉之中。

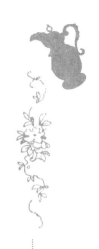

第三章

回族老人寿命长，地方特产保健康

自古就有"天下黄河富宁夏"之说，黄河之水贯穿大半个宁夏，母亲河用它甘甜的乳汁滋润着整个宁夏。宁夏全年日照达 3000 小时，无霜期 170 天左右，是全国日照和太阳辐射最充足的地区之一。充足的阳光和肥沃的土地造就了宁夏丰富多彩的特色物产：既有年代久远的传统宁夏五宝（红宝枸杞、蓝宝贺兰石、白宝滩羊皮、黄宝甘草、黑宝发菜），又有珍珠米、红瓜子等特产，均在国内外久负盛名，其中很多特产已经融入普通回族群众的日常生活保健之中。

想长寿，每天一把枸杞子

我们宁夏有"五宝"，枸杞（红宝）、甘草（黄宝）、贺兰石（蓝宝）、滩羊皮（白宝）、发菜（黑宝）。枸杞在五宝中排在首位，一直以品质纯正、产量丰盛而居全国之冠。

明弘治年间，宁夏中宁县的枸杞就被列为贡品上贡朝廷。编纂于清乾隆年间的《银川小志》记载："枸杞宁安堡产者极佳，红大肉厚，家家种植，各省入药甘枸杞皆宁（安堡）产也。"时人有诗赞曰："六月杞园树树红，宁安药果擅寰中。千钱一斗矜时价，绝胜腴田岁早丰。"

传说唐代，一西域商贾傍晚在客栈住宿，见一女子斥责一老者。商人就上前责问："你何故这般打骂老人？"那女子道："我教训自己的孙子，与你何干？"闻者皆大吃一惊。原来，此女子已200多岁，老汉也已是九旬之人。他受责打是因为不肯遵守族规服用草药，弄得未老先衰、两眼昏花。商人惊诧之余忙向女寿星讨教高寿的秘诀，女寿星见使者一片真诚，便告诉他，她一年四季每天都会吃上一把枸杞。

还有另外一个十分相似的故事，相传在北宋年间，某日有位朝廷使者在出使途中见一位貌似十六七岁的姑娘，手执竹竿正在追打一个白发苍苍、弓腰驼背的老翁。使者拦住那姑娘责问为何这样对待老人，那姑娘回答："这人是我的曾孙儿。"使者惊道："那你为何要打他呢？"答曰："家有良药他不肯服食，年纪轻轻就这样老态龙钟，头发也白了，牙齿也掉光了，就因为这个，我才要教训他。"使者好奇地问道："你今年多少岁了？"姑娘应声说："我今年已有372岁了！"使者听后更加惊异，忙问有什么方法能得高寿。姑娘说，没有什么神秘方法，只是常年服用一种叫枸杞子的药。使者听罢，急忙记录下来，相传至今。

这些传说当然有它夸张的成分，但其中关于枸杞的功效却是说得一点不假，它在延年益寿，防病保健上的功劳是有目共睹的。

大家都知道，枸杞是一味中药，有很高的药用价值，营养十分丰富。《本草纲目》记载："枸杞，补肾生精，养肝，明目，坚筋骨，去疲劳，易颜色，变白，明目安神，令人长寿。"

从现代医学的角度来看，枸杞含蛋白质、脂肪、糖、微量元素、胡萝卜素、核黄素以及钙、磷、铁等多种矿物质和 18 种氨基酸，因而具有增强免疫功能、抗肿瘤、降血脂等药理作用。动物实验也证明：枸杞有降低血糖的作用，有利于糖尿病人的治疗和康复；有抑制脂肪在肝细胞内沉积和促进肝细胞新生的作用，能保护肝脏；有降低血中胆固醇的作用，能防止动脉粥样硬化的形成。此外，枸杞还能促进造血功能，预防贫血。总之，枸杞是滋补强身药品中的佳品。

2011 年 5 月 21 日的《新消息报》根据国家国土资源部门的调查，大篇幅报道了《宁夏银川盆地首次发现富硒土地资源 2800 平方公里》一文，再次证明宁夏地道的枸杞是富硒的绿色保健食品，在银川盆地种植的甘草、大枣等农作物的品质都优于其他产地。

硒是人体健康必需的微量元素之一。自从 1817 年瑞典科学家贝采利乌斯发现硒之后，它的作用被一一揭示。人体若通过富硒产品适量补硒，则可有效提高机体免疫力，抑制肿瘤，防治心脑血管疾病，保护肝脏，抗氧化，延缓衰老，保护修复细胞。硒有"生命的火种""抗癌之王""心脏的守护神""天然解毒剂"等美誉。

但是，宁夏枸杞又不像燕窝、雪蛤那般昂贵，几块钱就能买上一包，我们平常人家的厨房里都能见到它的身影。回族老人每天必喝的八宝茶里面，枸杞必不可少。

我们回族医学经过一千多年的实践摸索，在服用枸杞这方面积累了丰富的经验，除了八宝茶，也可以自己调配其他各种枸杞饮品，用开水冲泡后，当茶饮用。但要注意的是，枸杞不宜与绿茶搭配，适合与贡菊、金银花、胖大海和冰糖一起泡，用眼过度的电脑族尤其适合。也可以把枸杞洗净后加清水煮，大火煮开后转小火，煮 15 ~ 20 分钟，煮好之后连水带枸杞一起吃掉，这样更容易吸收。还有用枸杞做菜、做罐头、做糖等各种办法。

这些方法里面，最简单而且效果最好的就是直接嚼着吃了，因为这样枸杞的营养成分可以得到最大程度的吸收。一般来说，健康的成年人每天吃 20 克左右的枸杞比较合适；如果想起到治疗的效果，每天最好吃 30 克左右。现在，很多关于枸杞毒性的动物实验证明，枸杞是非常安全的食物，里面不含任何毒素，可以长期食用。

关于枸杞有一句俗语："离家千里，莫食枸杞。"为什么这么说呢？有些人认为是因为枸杞可以壮阳，刺激人的性欲。其实这是一种误解，真正原因是枸杞可以大补元气，突然吃下很多以后，气血就会比平时旺盛很多，而不能迅速消耗，所以才会增加性欲。

但是对老年人来说没有什么不宜之处，因为他们身体气血亏虚，服用枸杞之后，只会感觉精神好转，精力充沛，枸杞的别名叫却老子，就是从这里来的。我们谁不想活到 80 岁还头发乌黑、牙齿坚固呢？这就要求助于枸杞子了。

甘草能和百药，服用也需慎重

甘草，别名蜜甘、美草、蜜草、蕗草、灵通。而我们回族人则称甘草为"曲曲不牙"，即"甜棍"之意。

甘草味甘，性平；归脾、胃、心、肺经；气和性缓，可升可降；具有益气补中，缓急止痛，润肺止咳，泻火解毒，调和药性的功效；主治脾胃虚弱，食少倦怠，心悸气短，脏躁证，腹痛泻痢，四肢挛痛，咳嗽气喘，咽喉肿痛，口舌生疮，小便淋痛，痈疮肿毒，药食中毒。

甘草入药已有悠久历史。早在2000多年前，《神农本草经》就将其列为药之上乘。南朝医学家陶弘景将甘草尊为"国老"，说："此草最为众药之王，经方少有不用者。"

甘草之所以被尊为"国老"，其原因李时珍在《本草纲目》中有所解释："诸药中甘草为君，治七十二种乳石毒，解一千二百草木毒，调和众药有功，故有'国老'之号。"

这就是说，甘草不仅有补脾益气、润肺止咳、缓急止痛等强大的功效，还可以与补药、泻药、寒药、温药、凉药等各类药物配合使用，有调和药性的作用。因此在中医界有"十方九草"、"无草不成方"之说。

关于甘草的来源，在我们回族还有个有趣的传说。很久之前，有位回医心地善良，经常无偿为穷人治病。一天，他外出给乡民治病未归，家里却来了许多求医的人。他的妻子一看这么多人病痛难忍，而丈夫一时又回不来，便暗自琢磨：丈夫替人看病，不就是用那些草药吗，我何不替他包点草药把这些求医的人打发了呢？正好地上有一大堆干草棍，她拿起来咬一口，甘甜怡口。于是，她就把这些干草棍切成小片，用纸包好，发给了那些病人。

过了些日子，几个病愈的人登门答谢。回医不知所以，妻子赶忙把他拉到一边，小声对他描述了一番。回医心生怒气，一边指责妻子瞎开药，不负责任，一边又急忙询问那几个人的病情，方知他们分别患了咽喉疼痛、中毒肿胀之病，而这干草棍应该正好有治疗这些病的功效。此后，这位回医便在治疗咽喉肿痛和中毒肿胀时，使用这种"干草"。该草药味道甘甜，回医便把它称作"甘草"，并一直沿用至今。

甘草多生长在干旱、半干旱的荒漠草原、沙漠边缘和黄土丘陵地带，在引黄灌区的田野和河滩地里也易于繁殖。它适应性强，抗逆性强，是植物界抗干旱的能手，斗风沙的先锋。

宁夏历来就是甘草之乡，多产于盐池、同心、灵武、中宁等地。由于这一带雨量少，日照充裕，温寒兼容，土层深厚，所以培育出的甘草独具特质，被医药界称为"西正甘草"。宁夏甘草以骨重粉足、条干顺直、加工精细著称。

有一次我去看望一个开中药店的老朋友，这位朋友为人精明能干，很会招揽顾客，生意做得非常兴旺。我看到他时，察觉他身体有恙，就直言相告："老朋友，你的身体出问题了，应该服药治疗。"这位老朋友本身就是做药店生意的，医学知识自然也是懂得不少，他知道我从不妄言，但自觉身体没什么毛病，当时也就没把我的话放在心上。几日后，我接到他儿子的电话，说他父亲突然昏倒在店里。他儿子知道我和他父亲是老交情，就打电话向我求助。我就告诉他儿子，煎一味甘草汤让病人服下就没事了。我那位老朋友服下后不久便苏醒了。

之后，他向我问及病因，我解释道："你在中药店工作多年，长期接触各种药材，药能治病皆因其有毒性（偏性），日久药气深入肌肤脏腑，便易中毒。而甘草能升能降，能浮能沉，最善调和药性，能解百药之毒，所以有效。"

在现实生活中，甘草无处不在，即使是女性爱吃的梅子、陈皮、橄榄等零食，也几乎都添加了能够带来甜味的甘草。

古人说："甘草，味至甘，得中和之性，有调补之功。故毒药得之解其毒，刚药得之和其性，表药得之助其外，下药得之缓其速。"这就是说，甘草在药用的时候，一般不起主要治疗作用，它的任务是帮助"君药"发挥作用，并能减轻一些药物的毒副反应，使方中诸药同舟共济，驱除邪患。

虽然如此，若配伍应用失当，甘草则当和不和，当解不解，增药之毒，助邪肆虐。正因为此，甘草又有药中"和事佬"这毁誉参半的称号。

尽管甘草有很多功效，但是药三分毒，所以，大家要特别注意，不要随便服用甘草片，比如：（1）甘草片不宜长期服用。（2）胃炎及胃溃疡患者慎用。（3）当甘草片性状发生改变时禁用。（4）如服用过量或发生严重不良反应时应立即就医。（5）甘草片不宜与利血平、降压灵、复方降压片等降压药并用，因为甘草能引起高血压及发生低血钾，与利血平等降压药相抵触。（6）甘草不可与鲤鱼同食，同食易中毒。（7）孕妇以及儿童慎用。

一般来说，复方甘草片的用药时间为3～7天，如果用了几天后疗效不好就要考虑换药治疗，不要再继续服用。但患有高血压、糖尿病、心脏病的人在服用甘草片时要特别注意。

患有高血压的病人，一般都需要长期服用降压药，而甘草片里的甘草流浸膏与降压药合用可能会使血压升高。因此，专家提醒，高血压病人在服用甘草片时，应注意观察自己的血压情况，一旦发现血压升高，就要马上停药。

对于糖尿病人来说，甘草片的主要成分是甘草酸水解发生化学反应，会使人的血糖升高，因此患有糖尿病的人在服用复方甘草片时，也要注意检测自己的血糖水平，发现血糖上升，要立即停止服药。

此外，甘草片会促进钾排泄，使血液中的钾浓度降低，导致心脏对地高辛敏感性上升而引起中毒，所以当心脏病人由于心力衰竭服用地高辛时，应禁用复方甘草片。

濒临枯竭的黑宝——发菜

二十年前，我有一位女患者，职业是空姐，长得非常漂亮，皮肤很好，白里透红。但在宫外孕手术后，皮肤也不润泽了，精神也差了，走走路都很累。她来找我诊治，我诊断后看出她是手术后气血不足，于是建议她多吃些补血的药，并向她推荐我们宁夏的特产之一发菜。

在中医学中，气属阳，主动，气有推动、温煦、营养、固摄、调节的作用。血液的运行被认为是心气的作用，也可以说是心阳的作用。血属阴，主静，性凉，血的运行是靠气的推动和温煦作用而来的，同时为了保持血液按一定的脉道运行，不至于逸出脉外，这又需要气的固摄作用。气的来源又需要血的营养。血属阴，气属阳，血的宁静与气的推动、固摄之间形成了一个阴阳的协调平衡，这样就保证了血气的正常运行。

回族医学也认为，气血是人体五脏六腑、四肢重要的营养成分，是人的精神状态的基础，血运行在脉中，营养人体内外。

再介绍一下我向那位女患者推荐的发菜。发菜又名龙须菜、江离，由于发菜的干制品色泽乌黑、细长如丝、蜷曲蓬松，犹似女子蓬乱的头发，故得名。

发菜在我国食用历史悠久，唐宋时期就远销东南亚各国。发菜主要产于内蒙古高原和青海、宁夏、甘肃等地区，以宁夏的产量最多，质量也最好，是宁夏"五宝"中最名贵的"黑宝"，它不但是我们回族人延年益寿的养生特产，也是喜庆宴席中不可缺少的珍品佳肴。

关于发菜，历史上也有个有趣的故事。话说清康熙年间，著名文人李渔有一次应邀去甘州（今甘肃张掖）朋友家做客。返回江南家乡前夕，李渔看见炕上有一些"乱发"，他责怪使女懒惰，连落发也不知清扫。使女笑着说："这不是乱发，是当地山珍，是我们主人特意送给您作为南归的礼物，我包装时不小心散落在了炕上一些。"李渔将发菜带回家后，宴请亲友品尝，在一片赞叹声中，还作诗赞美它脆滑细嫩、咀嚼有声，从此发菜名冠江南。且发菜与"发财"谐音，有祝愿意味，故深受人们喜爱。

发菜性味甘、寒，无毒，入肝、肾、膀胱经，具有补血气、清热消滞、软坚化痰、理肠除垢、解毒滋补、通便利尿、化湿去腻、散结和降血压的功效。我们回医认为，发菜还具有调节神经的作用，并可作为高血压、冠心病、高血脂、动脉硬化、慢性支气管炎等病症辅助食疗的理想食物。

但是，由于人们滥挖发菜，草原植被受到大面积破坏，原本十分脆弱的生态环境进一步恶化，加速了草原沙化和一些珍稀物种的灭绝。所以自 2000 年起，国务院已经明文禁止采集和销售发菜。发菜现虽然禁止采集和销售，但相关的黑色食物如黑豆、黑芝麻、黑米等等现已得到科学的认证，也是极具营养价值的。

对于黑色食品伊斯兰的至圣穆罕默德在《圣训》中早有记载："你们多用黑粮，黑粮能治百病，唯死不知。"下面我会再介绍几种可供选择的黑色食品。

药食两用的黑豆

黑豆属味甘、性微寒的植物，可药食两用，具有补肾益阴，健脾利湿，除热解毒的作用。适用于肾虚阴亏，消渴多饮，小便频数；肝肾阴虚，头晕目眩，视物昏暗，或须发早白；脚气水肿，或湿痹拘挛、腰痛；腹中挛急作痛或泻痢腹痛；服热药不适。

最新的研究也证实，黑豆的确具有降血脂、抗氧化、养颜美容的效果。黑豆含有 15% 的油脂中，以不饱和脂肪酸为主，可促进胆固醇的代谢、降低血脂。

黑豆的吃法很多，如煎汤，作丸、散，或煮食均可。但不能每日当饭吃，因为它不易消化，所以如将之煲汤或和肉、鱼类同煮也有同效。

明朝宫廷太医刘俗德著有一本《增补内经拾遗方论》，书中讲到一个"煮料豆药方"，这里面的豆指的就是黑豆，老人服之能乌须黑发，固齿明目。同时清朝名医张璐在《本经逢原》一著中也述：黑豆"入肾经血分，同青盐、旱莲草、何首乌蒸熟，但食黑豆则须发不白，其补肾之功可知"。这些都是以黑豆与药物同煮，然后去药食豆的方法。

《本草纲目拾遗》中也明确地说："服黑豆能益精补髓，壮力润肌，发白后黑，久则转老为少，终其身无病。"

同时，明朝传世的中国历史上最大的方剂书籍《普济方》内详细地记载了以黑豆为主制成的消渴救治丸，是由炒香黑豆与天花粉各等分，研为细末，面糊为丸。每次 15 克，每日 2 次。本方取黑豆补肾养阴，天花粉为中医治疗消渴的要药。原方用以"治肾虚消渴难治者"。这也是药食同源的方法。

有以上资料为证，1300 年前在伊斯兰《圣训》中的记载对黑豆的推介是有利于健康的。黑豆在家庭食用中方法也很多，下面介绍两种在西部地区回族家庭餐桌上常用的煲汤方法供大家选择。

黑豆枸杞鸡爪汤

原料：黑豆 100 克，枸杞子 15 克，鸡爪 250 克，盐适量。

做法：（1）将黑豆拣去杂质，用清水浸泡 30 分钟，备用；鸡爪洗净，放入沸水锅中汆透。

（2）锅上火入水，将鸡爪、黑豆、枸杞子放入，先用武火煮沸，撇去浮沫，再改用文火煮至肉、豆烂熟，加盐调味即可食用。

功效：此汤可补充人体胶原蛋白，补肾，活血，同时还有增加肤质弹性和美白祛痘之作用。

黑豆乌鸡汤

原料：黑豆 150 克，何首乌 100 克，乌鸡 1 只，枸杞子 6 克，红枣 10 枚，生姜 5 克，精盐适量。

做法：将乌鸡宰后去毛及内脏，洗净。将黑豆放入铁锅中干炒至豆衣裂开，再用清水洗净，晾干备用。再把何首乌、枸杞子、红枣、生姜分别洗净，红枣去核，生姜刮皮切片，备用。加清水适量于锅，用猛火烧沸，放入黑豆、何首乌、枸杞子、乌鸡、红枣和生姜，改用中火继续煲约 3 小时，加入精盐适量，即可出锅食用。

功效：此汤有补血养颜，乌发，养心安神的作用。因黑豆本身就有滋补肝肾、活血补血、丰肌泽肤等功效，久服可使皮肤变得细白光洁。何首乌补肝肾、益精血。乌鸡健脾补中、养阴退热。枸杞子可滋阴补肾抗衰老。红枣健脾和胃、益气生津，多食可使人脸色红润。

滋阴补肾不要急，健脾暖肝有黑米

我们在超市里都见过黑米，这是非常有药用价值的一种稻米。古书记载：黑米具有"滋阴补肾，健身暖胃，明目活血"，"清肝润肠"，"滑湿益精，补肺缓筋"等功效。经常食用黑米，有利于防治头昏、目眩、贫血、白发、眼疾、腰膝酸软、肺燥咳嗽、大便秘结、小便不利、肾虚水肿、食欲不振、脾胃虚弱等症，还可延年益寿。因此，人们俗称药米、长寿米。由于它最适于孕妇、产妇等补血之用，又称月米、补血米等。历代帝王也把它作为宫廷养生珍品，称为贡米。

但是，由于黑米所含营养成分多聚集在黑色皮层，所以不宜精加工，食用糙米为最好。黑米不同于黑豆，它食用的方法更简单，可以将相关配料一同煮粥即可。我国所出产的陕西黑米、贵州黑糯米、湖南黑米等，在国际上都有影响。它有"黑珍珠"和"世界米中之王"的美誉，是"三高"病人的好伴侣。

在这里我要特别说明一下：黑米必须熬熟并煮烂后才易消化，产生功效。因为黑米外部是一层较坚韧的种皮，如不煮烂很难被胃酸和消化酶分解消化，容易引起消化不良。因此，消化功能差的人更应煮烂后再食或用紫米代替也行。下面介绍两种煲粥的方法供选择。

红糖黑米暖胃粥

原料：黑米100克，红糖适量。

做法：先将黑米洗净，放入锅内加清水煮粥，待粥煮至浓稠时，再放入红糖稍煮片刻即可食用。

功效：有滋阴补肾、健身暖胃、明目活血等功效，适用于治疗肺燥咳嗽、大便秘结、小便不利、肾虚水肿、食欲不振、脾胃虚弱等症，对贫血、高血压、神经衰弱、慢性肾炎等疾病均有疗效。尤其适合孕妇、产妇补血之用。

三黑补血粥

原料：黑米 50 克，黑豆 20 克，黑芝麻 15 克，核桃仁 15 克。

做法：共同熬粥加红糖调味食之。

功效：常食能乌发润肤、补脑益智，还能补血。

黑米枸杞大枣粥

原料：黑米 100 克，枸杞子 10 克，大枣 10 枚，银耳 10 克。

做法：一同熬粥，熟后加冰糖调味食之。

功效：能滋阴润肺，滋补脾胃，四季皆可服食。

黑米莲子粥

原料：黑米 100 克，莲子 20 克。

做法：两种材料同煮，熟后加冰糖调味食之。

功效：能滋阴养心，补肾健脾，适合孕妇、老人、病后体虚者食用，健康人食之也可防病。

黑米桂花粥

原料：黑米 100 克，红豆 50 克，莲子 30 克，花生 30 克，桂花 20 克，冰糖适量。

做法：先将黑米在水中浸泡 6 小时，红豆浸泡 1 小时。然后将黑米、红豆、莲子放入锅中，加水 1000 克，大火煮沸后换小火煮 1 小时；再加入花生继续煮 30 分钟；最后加入桂花、冰糖，煮 3 分钟即可。

功效：不仅味道甜美，还有滋养皮肤、润泽头发的功效。

回族食补上品——滩羊肉

这些年以来，我一直在到处宣传汤瓶八诊，倡导人们有病治病，无病强身。其实有很多疾病是完全可以预防的，而治疗又极其痛苦。回族很多饮食习惯本身就是在自我保健，所以说回族食疗是有很多优点的。比如说羊肉，我们回族穆斯林认为羊是洁净的动物，且性情温善，所以非常喜欢吃羊肉。

羊肉也是我们回族食补学的首选食物，羊肉性味甘、温，具有补益壮阳、御寒生热、强身健体和延年益寿等功效。回族的羊肉制品很多，诸如涮羊肉、烤羊肉串、羊肉泡馍等已成为全国闻名的特色食品。

宁夏有一种羊肉既没有膻味，吃起来也不上火，脂肪均匀，肉质细嫩，味道鲜美，这就是宁夏的盐滩羊肉，更是温补养生之上品。

据《本草纲目》记载："滩羊肉能暖中补虚、补中益气、镇静止惊、开胃健力，治虚劳恶冷、五劳七伤。"可用于治疗虚劳羸瘦、腰膝酸软、产后虚冷、虚寒胃痛、肾虚阳衰等症。

通过我多年对回族食疗学的认识和实践，羊肉可以防治的疾病有很多，像肩周炎，肾虚腰疼，阳痿精衰，形瘦怕冷，病后虚寒，产妇产后大虚或腹痛，产后出血，产后无乳或带下等等。

我曾经碰到过一个女病人，五十岁。她是做会计的，整天在电脑前面，一到下午肩就痛得厉害。医院说是肩周炎，不是很严重，让她自己回去锻炼，就是练爬墙。面向墙壁站好，然后把手放在墙上，一点一点往上移，往高举。她怕疼，练了一个星期以后，越抬越低，最后连举平胳膊都不行了。再去医院看的时候，医生给她开了点药，还让她继续活动。但是她特别怕疼，最后就找到了我这里。

我用汤瓶八诊为她进行了一次彻底的治疗，并告诉她一个食疗秘方，这个秘方就是以羊肉为主的食疗方子，叫枸杞羊肾粥。

材料很简单，枸杞 30 克，枸杞叶 50 克，羊肾两对，羊肉 250 克，粳米 250 克，外加些葱白。

把羊肾洗干净，切成小丁。葱白切成小段，羊肉也切细，枸杞叶放纱布袋里扎紧，然后把所有的东西一起放锅里像煮粥似的煮。等熟了以后，根据自己的口味加点调味品就行了，这个粥不但有治疗肩周炎的效果，吃起来也特别香。

我建议五十岁左右，尤其是女性，经常伏案工作的人，比如教师等脑力工作者，都要试试这道粥。

食疗吃牛肉，搭配有讲究

清真食品有很多都具有食疗作用，以牛肉为例，牛肉是滋养强壮、养胃益气的佳品。俗语说"牛肉补气，羊肉补形"。多吃牛肉可以补气，但这是指黄牛的肉，一般来说，不同种类的牛，因为生长区域和环境大不相同，食物的品性也有很大差别。

比如，水牛肉性凉，可以降糖；黄牛肉性温，可以补气。黄牛肉的性质，就如同黄牛的性情一样，厚而顺，食用后，可以润枯泽槁、平衡身体。在人们日常食用的禽畜当中，黄牛是体形最大、力气最大的，而黄牛肉也是最能补益气力的。在补气这一点上，黄牛肉的功效堪比黄芪。这一点，不少医经中都曾提及。

《医林纂要》认为："牛肉味甘，专补脾土。脾胃者，后天气血之本，补此则无不补矣。"脾胃是人的后天之本，只要脾胃的气血旺盛，全身的气血也就都得到了补益，进而全身的器官也都得到了滋养。因此，可以说，补了脾胃就是补了全身，补了脾胃之气就是补了全身之气。

我曾给文莱苏丹身边一位大臣的妻子治疗过神经性头痛，效果非常好。这位大臣为答谢我，邀请我到他在吉隆坡的别墅做客。到了他家以后，我发现他气色不是很好，就问他身体如何，他说："不瞒您说，我现在有点腹泻，胃口也很差，杨师傅能不能帮我调节调节？"

我帮他检查后发现他最主要的问题是脾肾两虚。在回族医学里面，脾和肾是人体最重要的两个脏器，它们又互相影响。从肾的角度说，肾是脾胃运行的动力来源，肾虚就会导致脾虚；同样，从脾的角度来说，脾也是肾脏气血的来源，脾虚气血不足，肾脏功能也会受影响。

肾脏会直接影响大脑，肾虚的时候，会有很明显的精神萎靡、头晕、健忘之类的症状。另外一方面，肾和大小便有密切的关系，肾气虚的话，大小便都得不到统摄，会出现大小便次数增多等症状。全身的气血通过脾胃才能化生出来，脾虚自然就没有力气。

检查完以后，我对他说，要改善现在这个状态，必须补益脾肾。因为现在脾胃功能不好，而吃药要通过脾胃吸收才能起到作用，所以他靠吃药调节的话作用就慢，我也不可能在他那里停留很久，最好的办法就是通过练养生功，自己调整。

同时我还告诉他一个食疗的方子——姜汁牛肉饭，三两鲜牛肉，四两粳米，姜汁、酱油、菜油，煮好就可以吃，特别方便。牛肉和粳米都属土，能起到补中益气，强筋健骨的作用。

他坚持了半个月以后，症状就逐渐减轻了，为巩固疗效，他隔一天吃一次姜汁牛肉饭。从那以后，他再也没有腹泻过，还把这个好吃的食疗方推荐给很多朋友。

除了姜汁牛肉饭，食疗吃牛肉的方子还有很多，需要注意的是，食疗吃牛肉，搭配有讲究。牛肉的吃法非常多，比如最简单的萝卜炖牛腩，胡萝卜、白萝卜都可以，还有咖喱牛肉。在家还可以学做罐焖牛肉，方法简单且味道营养都一流。

如果从食疗的角度来说，牛肉与不同的食材搭配就有不同的功效。比如说牛肉配番茄，就是最佳的补血养颜、美容护肤食品，牛肉中丰富的优质蛋白，可以有效改善血虚症状；牛肉配鹿肉，补肾效果最佳，非常适合用脑过度、早衰的人；牛肉单吃或配熟地、枸杞、桑葚等，能够改善肾虚引起的脱发；配合黄芪，补气效果最好；配合山药能强健骨骼；配合天麻可以降压；配合虫草可以提高免疫力等。

牛肉的做法很多，炒、烤、煎、炖，无论怎么做都是美味的。但是究竟怎么做才是最有营养的呢？对于老年人来说，清炖最合适。

清炖牛肉既能将其营养成分最大限度地保存下来，又能保证老人不摄入过多的油脂。牛肉不易炖烂，烹饪时可以放一个山楂、一块橘皮或

汤瓶八诊 非药物自然疗法

一点茶叶，这样肉比较容易烂，而且山楂和橘皮还有行气的作用，可以在补气的同时防止气机壅滞。炖牛肉时放入一些山药、莲子、大枣等，更有助于补脾益气，对脾胃虚弱、气血不足、虚损羸瘦、体倦乏力者有显著疗效。

虽然牛肉的好处很多，但是牛肉的纤维较粗糙不易消化，且胆固醇和脂肪含量较高，故老人、幼儿及消化能力弱的人不宜多吃，不宜常吃，一周吃一次比较合适。

回族的粉汤油香文化

回族人的粉汤"窜得很"（味道浓烈）！回族人的油香"香乍咧"（香极了）！粉汤就上油香，那叫"一吃一个不言传"！

油香和粉汤是我们回族人最喜爱的两种风味小吃，味道十分鲜美。在漫长的历史过程中，我们回族人代代相传，积累了丰富的"粉汤油香"文化。

首先，我们来了解一下粉汤。粉汤是我们回族人款待客人的必备小吃，逢年过节、婚娶割礼的时候，为了恭候贵客和亲友们的到来，家家户户都要烹制粉汤。回族姑娘在出嫁前，必须向母亲或者嫂子学习做粉汤的技术，不然新媳妇在婆家第一次下厨房就会闹出笑话来。

粉汤的烹制原料有羊肉、西红柿、红辣椒、葱花、菠菜、香菜、白菜、醋、胡椒粉、木耳等，熬制成汤后，再和均匀透亮、缠绵细嫩的凉粉块烩在一起，即成粉汤。

回族人遍布全国，呈大分散、小聚居的格局，并没有全国统一的"回族饭"，正是"百里不同风，千里不同俗"。所以粉汤和其他清真小吃一样，受当地文化的影响，在各地也是各有特色。比如说，北京小吃羊杂粉汤，实际上是羊杂碎粉条汤。山西的兴县冒汤，则是素粉条汤里煮饺子，类似新疆的粉汤饺子。海南的酸粉汤是将大米浸泡发酵变酸，再制成粉条做汤，称作蚬壳粉汤，完全成了海南味。

粉汤虽美，却离不开油香。这不起眼的油香更是有着厚重的历史，有人甚至认为，正是它维系了回民与伊斯兰教的关系。尽管全国各地的回民小吃丰富多样，但只有油香遍及全国，有回族人之处便有油香。所以说，它不仅仅是小吃，甚至可以说是回族人饮食文化的标志。

关于回族油香的来历，还有一段古老的传说：先知穆罕默德从麦加去麦地那时，每家每户都争着宴请他。穆圣为了平等对待，就指着自己的骆驼说，我的骆驼在谁家门口停，我就在谁家吃。结果，骆驼走到了一位十分贫穷的穆斯林家门口停下。家中的老人一看是穆圣，心情非常激动，他做不起富贵人家的山珍海味，就端上了一盘油香。穆圣从中拿起一个，用右手掰到嘴里吃了一块，剩余的则给了围观的小孩，饱饱地吃了一顿后，他非常满意，不断夸奖老人的好手艺。后来，到中国经商的穆斯林把这种小吃传入中国，先在泉州、广州、扬州、杭州等地盛行，后来逐渐传到北方和全国各地的回民当中。现在回民不仅爱吃油香，而且也有掰着吃的习惯。

分布各地的回族在油香制作的原料上可以分为普通油香、糖油香、肉油香三种。在口味上，西北回族中有发酵面咸味油香、淡味油香、甜味油香、烫面油香、发酵面油漩子等；泉州、扬州等地的南方回族则有糯米油香、地瓜油香。大部分回族聚居地的油香是圆饼状的，但个别地区也有特例，比如四川阆中回族的油香，就是圆柱形的，很像杯状的蛋糕。西北地区的有些回族在非发酵面制作的油香入锅前，还要用刀在中间切一至三个孔，这是为了让油香熟得更快和受热均匀。

各地回族制作油香的方法和取料大同小异，以面粉、盐、碱、植物油为主要原料，辅料则主要有红糖、鸡蛋、蜂蜜、牛奶、香豆粉、薄荷叶粉、肉馅等。制作油香时首先要和面、饧面，和面讲究"三光"：面光、手光、盆光。面和好后，面团要筋道光亮，手上不能沾很多面粉，面盆里外也要干干净净。

制作过程是这样的：先将面粉加酵母，用温开水拌和，发酵后再用碱水中和，再掺进适量的干面粉、清油和鸡蛋，反复揉压均匀，切作若干直径约 10 厘米、厚约 1 厘米的圆形面饼，有些地方还会用刀在饼坯上切两个穿透的缝口。然后放入油锅内炸熟，待锅中油香略微变黄后，翻一个个儿，当两面鼓起焦黄后，即可捞出。油香炸制过程中的火候不宜过大，不宜让油温太高，否则油香表皮容易炸焦，所以有"慢火炸油香，两面都发亮"、"爆油炸油香，里生皮焦不发亮"的说法。油香制作看似简单，但却有很多学问，所以我们回族在炸油香时，一般都要请年长有经验的人来掌锅。

油香的吃法也有讲究，即要掰着吃，有的回族聚居地也会用手撕成两半后咬着吃，但忌讳将完整的油香一口一口咬着吃。吃油香时，如果身边有人，应分成若干份，因为按照圣训，不可一人自己直接食用。

在回族人的诞生、命名、满月、抓岁、割礼等习俗中，油香不仅是用来吃的美食，还有很好的象征意义。在回族婴儿出生时，油香象征吉祥、平安，用来预祝孩子的健康成长，表达对孩子未来的美好祝福；在回族婚礼中，油香象征着幸福、圆满、甜蜜的生活，表达对新婚夫妇的祝福；在回族葬礼中，油香象征着功德圆满，表示对逝者的纪念。

不仅如此，不同种类的油香往往也有不同的象征意义。比如发酵面甜味油香、糯米油香、烫面油香象征吉祥幸福、安乐欢庆、团结友爱；发酵面淡味油香、油漩子表示对已故亡人的怀念；地瓜油香则是对亡者的极度悲痛和哀悼的表示，是人亡后当天当做夜宵吃的油香。

在开斋节、古尔邦节、圣纪节、法图麦节等回族节日中，油香更是不可缺少的食品。在这些节日里，家家户户都要做油香，有些还要将熟肉削成薄片放在油香上，叫"包油香"，也叫"包份子"，要分送清真寺驻寺人员及左邻右舍。此外，在待客礼仪中，油香往往也是招待贵客的食品。

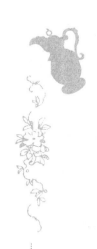

第四章

回族香料全是宝，调味滋补俱养生

自古以来阿拉伯半岛一直与香料有着密切的联系，素以擅长种植、制作和使用香料而著称。早在1300年前，回族先民们就通过水陆丝绸之路来到中国，他们不但带来了阿拉伯珠宝、商品与文化，同时也将阿拉伯香料引入中国，如肉桂、豆蔻、没药、麝香、沉香、木香、乳香等都来自阿拉伯。这些香料在很久以前就被广泛用于生活之中，既可以在饮食上增味去腥，还有镇痛活血、调理内脏的保健效果。

阿拉伯香料的引入历史和影响

早在 1300 年前，来自阿拉伯的先贤们通过水陆丝绸之路来到中国。他们不但带来了阿拉伯珠宝、商品与文化，同时也将阿拉伯香料引入中国。

从唐代起，阿拉伯国家的药物乃至医术已经传入。段成式（803～863）撰写的《酉阳杂俎》记载了数十种阿拉伯国家的动物、植物名称，对其性状有具体的描述，成为唐代及以后中国人认识阿拉伯药物的重要参考书。

据史料记载：唐高宗永徽二年（公元 651 年），阿拉伯第三任哈里发曾派特使首次来到中国，伊斯兰文化从此逐步开始传入中国。其中就包括来自阿拉伯的香料，用于食用、药用、香熏、香疗。

公元 651～798 年，阿拉伯先后遣使来华朝贡、献方药，多达 40 余次，其中很多方剂都有阿拉伯香料的内容。那个时期，从阿拉伯、波斯往返中国的船队每年高达数千艘，主要运送阿拉伯珍宝、香料和两国所需的商品。当时在中国长安（今天的西安）到处可见到穿长袍、大眼睛、高鼻梁、来自中东、波斯的穆斯林商人，当时中国长安百姓称他们为"克姆丹"。

唐朝当时在经济发展和与阿拉伯区域的交流处于鼎盛时期，朝廷为给来自阿拉伯、中东波斯的客商（当时称为胡商）提供各种方便，在繁华街市专门设立许多香料专卖货栈，特别是比较有名的"波斯邸"和"胡店"所经营贩卖的"难求未备之药"，指的就是来自西域的阿拉伯香料。当时来自西域的胡商与骋使频繁出入长安闹市。

与此同时，广州已形成了阿拉伯香料和中国瓷器、丝绸的集散地，

（阿拉伯人称为康府，或称兴克兰）。广州的港埠也因香料贸易而繁荣。

宋代，阿拉伯与中国的海上贸易更加繁盛。中国于 11 世纪陆续设置了市舶司，加强了海上贸易的管理。海上贸易的主项仍然是药材、香料生意。当时输入的药物很多，《宋史》记有白龙脑、白砂糖、乳香、腽肭脐（海狗肾）、龙盐、银药、五味子、扁桃、琥珀、无名异、木香、血竭、没药、硼砂、阿魏、熏香、白龙黑龙涎香、苏合香。

宋初李昉所纂写的《太平广记》五百卷内，多处记载了来自阿拉伯的香料输入中国之过程。当时输入的香料，据《岭外代答》记载，多为熏陆香（乳香）、龙涎香、木香、沉香、苏合香、安息香、丁香、龙脑，也包括珍珠、犀角、象牙、珊瑚、没药、血竭、阿魏、没石子、蔷薇水、番栀子花、摩挲石（黑琥珀）、硼砂、肉豆蔻、白豆蔻、芦荟、椰枣、无名异等可供药用的货品。

在那个时期，朝廷认识到来自阿拉伯的香料和中华医药的结合对发展提升中华医药的价值所在。唐朝廷曾下令指派大臣要员李勣、长孙无忌等 22 人，主持撰写与增修补注梁代陶弘景 (452～536) 的《本草经》，称为《唐本草》。后又命苏敬等重加修订，新增药物 114 种，于唐高宗显庆四年（公元 659 年）颁行，即为《新修本草》，共载药 844 种。其中不少药物和治方经验都是来自阿拉伯中东、波斯所输入的"舶药"。经中国中医的先贤长期临床应用证实确实有奇效，于是被正式载入朝廷颁布的药典中。

随后，唐孟诜《食疗本草》和陈藏器《本草拾遗》两书也收藏了大量来自阿拉伯中东、波斯医药方剂。尤其是已佚的郑虔《胡本草》和李珣《海药本草》中收藏的"舶药"医方最多。

也在这个时期，来自中东、波斯的穆斯林的先贤们，根据穆斯林的宗教礼仪每天洗小净的程序创编了最初的"末梢经络根传法"，通过千百年不断的总结完善，以口传心授、言传身教的方式代代相传，这就是今天被国家列为非物质文化遗产的回医汤瓶八诊疗法。

回医汤瓶八诊疗法不仅包含内病外治的八种疗法，还注重以阿拉伯香料为主要成分的内病外治药物疗法。应用的方法包括：水疗（将香料融入水中沐浴清洗使用）、火疗（将香料和草药打成粉在外用火拍打，以达到祛风散寒、活血化淤、消病祛疾之目的）、油疗（诊疗师以香料合成的香熏油，按人体的经脉窍穴进行施治以达到通脉活血之目的）。

同时，在不断总结中，我又发明创造了以香料为主要成分的香料经脉贴，使已有 1300 年传承的中阿医学文化交流的瑰宝——汤瓶八诊疗法焕发出了它崭新的生命力。

目前，宁夏医科大学回医汤瓶八诊职业培训学院已把它列入正式的教学课程。在下面几节，我主要给大家介绍几种常用香料的食疗功能。

第四章　回族香料全是宝，调味滋补俱养生

胃有寒，食孜然

众所周知，我们回族的烤羊肉串全国闻名，遍布各地大小城市，其独特的风味让食客流连忘返。在烤肉的时候，我们必放的一味调料就是孜然粉，其实，孜然不仅是回族饮食中必不可少的调料，也是除了胡椒以外的世界第二大调味品，它不仅有着悠久的历史，还有非常高的食疗价值。

"孜然"是维吾尔语，又叫"阿拉伯茴香"，原产于中亚、伊朗一带，在我国只产于新疆和甘肃河西走廊一带。因为孜然不仅可以用于调味、提取香料，还能够有效祛除腥膻异味，对解除羊肉的油腻十分有效，因此成为烤羊肉串必不可少的调料，也是烧烤食品必用的上等作料。加入孜然的食物口感风味极为独特，气味芳香而浓烈。孜然遇油或经高温加热后，香味会越来越浓烈，因此，除了烧烤以外，比较适合煎、炸、炒等烹调方式。在印度，孜然还是配制咖喱粉的一种主要原料。

孜然除了作为调料的作用，本身还具有食疗价值，不仅有助于消化吸收，还有很好的杀菌效果。此外，孜然本身富含铁元素，有助于刺激胰腺分泌酶，帮助身体吸收营养，还能促进人体肝脏的解毒功能。

回族医学认为，孜然气味甘甜，辛温无毒，具有温中暖脾、开胃下气、消食化积、醒脑通脉、祛寒除湿等功效。在我的行医过程中，也有过用孜然辅助治疗胃寒等症状的经历。

胃寒的主要病因是饮食习惯不良，如饮食不节制，经常吃冷饮或冰凉的食物，再加上生活节奏快，精神压力大，更易导致胃病。

我治疗过一位患者，他饱受胃寒之苦已有多年，胃部喜热怕冷，常觉口淡，流清涎，胃部很不舒服。吃了生冷冰冻的食物后更甚，严重时连水果也不敢吃。对此，他一直在寻求治疗之道，用过各种中西胃药，但效果均不理想。后来经人指点找到我，我用汤瓶八诊疗法为他进行了彻底的诊治，并建议他用两道食疗法辅助调养，一段时间后，他的胃寒症状彻底消失，吃水果也完全不成问题，就连从前碰都不敢碰的冰淇淋雪糕之类的美食，现在饭后也可少量食之，没有任何不适的感觉。

我告诉他的食疗法的原料和做法其实都很简单，第一道菜叫做孜然土豆。做法是这样的：土豆去皮洗净，烧开锅内的水，放入土豆之后中火煮20分钟，捞起晾冷后备用。将摊凉的土豆切成丁，干辣椒也切成丁。烧热3汤匙油，以小火炒香姜末和干辣椒，倒入土豆丁开大火拌炒均匀。加入2汤匙孜然粉、1/3汤匙黑胡椒粉、1/2汤匙鸡粉和1/3汤匙盐调味。撒入香菜末炒匀入味，即可上碟。

这道菜还有几个注意事项：（1）土豆丁应用孜然粉调味，不宜选用孜然粒，否则会不时吃到孜然粒，影响口感。（2）土豆不宜开大火煮，否则容易煮烂不成形，开中火煮至可用筷子直接捅穿，则为土豆已熟的标准。（3）土豆淀粉含量高，下锅后要快炒，以免它粘底烧焦。（4）用孜然调味用量不宜过多。而且孜然性热，所以夏季应少食，秋冬可多食。便秘或患有痔疮者则应少食或不食。

第二道菜可能大家都知道，就是孜然羊肉，这是很多回族饭店的热门菜和招牌菜，其实这道菜的做法也很简单：羊肉片倒入开水锅中焯一下，香菜洗净，沥干水分切段；锅烧热倒油，下花椒粒，炸出香味后，将花椒捞出不用；随后将葱姜倒入羊肉片翻炒至变色；调入少许白糖、料酒、生抽继续翻炒至水吸干；放入孜然粒或孜然粉、盐，最后倒入辣椒面，放入香菜段炒匀即可出锅食用。

我建议患有胃寒的人，可以多吃这两道菜，当然，平时在炒别的菜的时候也可以放点孜然，同样有助于祛除胃中的寒气。

我们回族食疗中还有一个关于孜然的秘方，就是直接将孜然炒熟后研磨成粉，就着醋服下去，这个方子除了可以祛除寒气，还有助于治疗心绞痛和失眠等症。

　　这几年来，市场上常有人出售假孜然，让消费者大吃其亏。这里我告诉大家一个最好用的识别方法，就是将少量孜然放入水中，这时，如果是真的孜然，就会漂浮在水面上，且水质保持清澈；相反，如果出现沉底、水质混浊等现象，那很可能就是掺假的孜然。

小茴香虽小，治疗疝气很有效

小茴香又称茴香、香丝菜，具有特殊的香味，也是我们回族人最常用的香料之一。

小茴香原产欧洲地中海沿岸，因香味特殊，又能祛除肉中臭气，使之重新添香，故称"茴香"。罗马人喜欢嫩茴香，既因为其特殊的味道，也相信它能抑制食欲。我们回族穆斯林在斋戒日也有嚼茴香子以避免饥饿的做法。

小茴香的主要成分是蛋白质、脂肪、膳食纤维、茴香脑、小茴香酮、茴香醛等。香气主要来自茴香脑、茴香醛等香味物质。小茴香能刺激胃肠神经血管，促进唾液和胃液分泌，起到增进食欲、帮助消化的作用。小茴香味辛性温，在医学上有温肝肾、暖胃、散寒等功效。另外，小茴香在食疗方面也有一定的功效。

有一次，我同马来西亚的一位朋友在我的诊所见面，聊兴正浓之时，他突然疝气发作，痛得嗷嗷大叫。当时，我用药用小茴香一两，研成粗末，以一杯姜汤为其送服，大约过了20分钟，他的疝痛就开始减轻，并很快消失。在得知自己的疼痛是被小茴香治好时，这位朋友在赞叹我的医术时，也对小茴香的神奇作用惊叹不已。

这说的是药用小茴香，至于食用小茴香，也有很多疗效，尤其适合患有疝气的患者。

疝气是指人体组织或器官的一部分离开了原来的部位，通过人体间隙、缺损或薄弱部位进入另一部位的病症，多伴有气痛。疝的发病多与肝经有关，凡肝郁气滞，或寒滞肝脉，皆可致疝；亦有先天脏气薄弱，不能收摄而致疝者。下面我就给大家介绍几个治疗疝气的小茴香食方和做法。

第一个就是茴香粥。取小茴香 15 克，粳米 100 克。先煎小茴香，去渣取汁，然后入粳米煮为稀粥。每日分两次服，3 ~ 5 日为一疗程。此方有行气止痛、健脾开胃功效。适用于小肠疝气患者，此外，也适合患有脘腹胀气、睾丸肿胀偏坠以及鞘膜积液、阴囊象皮肿等症的患者。

第二个是茴香无花果饮。取无花果 2 个，小茴香 9 克，同水煎服，每日两次。此方有温中散寒的功效，尤其适合疝气患者。

第三个是纸煨麻雀。取生雀 3 只，小茴香 9 克，胡椒 3 克，缩砂仁、肉桂各 6 克。将生麻雀去毛及内脏，将其他各药装入其肚内，再用湿纸裹上，煨熟即成。空腹吃下。可用于治疗睾丸偏坠冷痛、疝气，有温补肝肾及散寒功效。

第四个是橘核茴香粉。取橘核、小茴香各适量。将橘核、小茴香炒后研成细末，二者等分混匀即可。每日服 1 次，每次 4 ~ 5 克，睡前用白水调服。有温补肝肾、散寒作用，可用于小肠疝气，对治疗睾丸肿痛也有很好的疗效。

第五个是茴香香乳煎。取大小茴香各 9 克，香乳少许，同水煎。每日饮服 1 次。有温阳散寒之功，适用于小肠疝气引起的下腹坠痛。

除了食疗治疗疝气，小茴香还可以有效预防痛经，容易痛经的女性朋友，可以在月经前 3 天开始喝小茴香煎水，具体做法是每天取 15 克小茴香，连服 3 天。

小茴香的气味比较浓，能理气、开胃，所以还可以缓解胃胀腹痛，方法是喝小茴香茶，做法是将 10 ~ 15 克的小茴香炒焦，然后研成粉末，用开水冲着喝。

小茴香以颗粒均匀、质地饱满、色泽黄绿、芳香浓郁、无柄梗者为佳品。小茴香应密封，在阴凉、避光处保存。

花椒有妙用，食疗显奇效

花椒是中国特有的香料，位列调料"十三香"（花椒、紫蔻、砂仁、肉蔻、肉桂、丁香、大料、小茴香、木香、白芷、三奈、良姜、干姜）之首，也是我们回族饮食中最重要的香料之一。花椒可以祛除牛羊肉的腥气；促进唾液分泌，增加食欲；使血管扩张，从而起到降低血压的作用；服花椒水则能祛除寄生虫；有芳香健胃、温中散寒、除湿止痛、杀虫解毒、止痒解腥的功效。

花椒也适用于中老年人的内分泌机能衰退，有类似人参、鹿茸的强壮作用。花椒一般人群均能食用，孕妇以及阴虚火旺者则忌食。

花椒在食疗上用之得当，也有奇效。下面我针对几种病症给大家介绍几个较简单的食疗方子。

虚寒腹痛时，取花椒 3 克，干姜 6 克，香附 12 克，水煎服，每日两次。或用花椒 10 克，研末，在锅内放入少许花生油，待油熟后放入花椒粉。略炒片刻，打入 1 个鸡蛋，一次食完，每日 3～4 次。

治疗肠道与胆道蛔虫，可取花椒 6 克，乌梅 9 克，水煎服，每日 2～3 次。

花椒还可以有效缓解牙痛，这是因为花椒具有局部麻醉、止痛的效果。具体方法是：取 10 克花椒，加入适量的水，煮约 5 分钟，完全凉后，将花椒滤掉，再把花椒水倒入洁净玻璃瓶中备用。牙痛时，用洁净棉签蘸此水后放到牙痛的部位，紧紧咬住，很快就能止疼。如果想要更简单点，可放几粒洗净的花椒在牙疼部位嚼两下。

风湿引起的肢体麻木，可取花椒 30 克，加水 500 毫升，煎煮成 200 毫升，去渣，冷服，盖被使出汗，1 日 1 次，连用 2～3 次。

皮肤湿疹瘙痒，可取花椒 9 克，苦参 15 克，地肤子 12 克，白矾 9 克，煎水熏洗。

除了食疗和药用价值，花椒用来泡脚也是非常好的选择。我认识一位回医老前辈，他已将近 90 岁高龄，却依旧精神矍铄，身体非常健康。他告诉我他的一个养生秘诀就是每天晚上都会用花椒水泡脚。用花椒水泡脚方法很简单，用一块棉布包 50 克花椒，用绳系紧，加水煮开后即可用来泡脚。花椒包可以多次使用，用一个星期左右再换新的就可以了。用花椒水比用热水泡脚促进睡眠效果更好，还有温中止痛、去湿散寒的功效。其实，用花椒水泡脚和用当归、红花泡脚有异曲同工之妙，都能活血通络，使整个机体血脉畅通，浑身暖融融的。此外，花椒还是一种天然的消毒剂，用花椒水泡脚还能帮助治疗脚气。

家里常备生姜，小病再不用慌

我认识一个退休老干部，曾任科委主任，叫金石。金主任非常热爱中医学及回医回药，也是我父亲的好友。有次我看望这位前辈时，闲聊中他谈到治疗拉肚子的经验，这里，我把它如实写出来，希望对大家有所助益。

2007 年冬，宁夏的天气极为寒冷。金主任和老伴只能一天到晚待在家里烤火炉，根本没办法出门。可金主任还是受了凉，出现了拉肚子的症状，可当时他家里正好少了治疗拉肚子的药，又怕冷不愿意下去买，怎么办呢？

金主任的老伴在厨房里找了一块生姜，把姜炒干炒黑，再加上大米，把米炒黄和水一起煮，然后让金主任喝下姜粥水。姜粥水很有效，金主任很快就好了。这就是我们生活中的食疗学，其实回医的很多经验就是这么代代相传下来的。

那么，姜粥水为什么能治疗拉肚子呢？这是因为生姜味辛性温，归脾、胃、肺经，经过炒制的生姜，更有暖胃、驱寒的功效。生姜跟饭或米一起炒，更容易为人体吸收。故此姜炒饭专门用于治疗脾胃虚寒的症状，非常有效。

很多朋友都有脾胃虚寒的问题，稍微吃一些凉的东西或者受凉就容易腹痛腹泻，经常感觉腹部冷冷的，喜欢喝热水，也比较容易拉肚子，有此类问题的朋友就可以经常吃生姜炒饭。

下面，我给大家介绍一下生姜炒饭的材料和具体做法。从老姜上取拇指大小的一块，切成丝，鸡蛋一个，米饭一碗，油盐适量。这是材料，然后开始做。先下姜丝，炒干后放盐，炒至焦黄后加点油，爆炒一会儿，再依次放鸡蛋、米饭，炒热，放点水焖一会儿后即可食用。需要注意的是，放材料的顺序不能颠倒。

"家备生姜，小病不慌。"姜因保健作用已被使用了几千年，它是人们喜爱的厨房调料。姜性辛温，有散寒发汗、化痰止咳、和胃止呕等保健功效，再配上红糖、大枣、绿茶等不同辅料，妙用无穷，可以防止许多疾病。下面，就给大家介绍几种实用的方子。

大枣姜汤。 姜性味辛温，可温中止呕、解表散寒，大枣性味甘温，可补中益气、养血安神。二者合用，可充分发挥姜的作用，促进气血流通，改善手脚冰凉的症状。此外，生姜重补暖，大枣重补益，对治疗寒凉引起的胃病也非常有效。

红糖姜汤。 红糖具有养血活血的作用，姜汤里放些红糖，可改善体表循环，治疗伤风感冒。不过，需要指出的是，红糖姜汤只适用于风寒感冒和淋雨后胃寒，不适用于暑热感冒和风热感冒。

绿茶姜汤。 新鲜的姜汁对预防中暑很有效果，再搭配清热解毒、益气舒心的绿茶，效果更佳。做法十分简单，取绿茶和姜丝各5克，用沸水冲泡10分钟左右即可。这道食疗方子尤其适宜在盛暑与秋热交替时喝，有清热舒心的功效。

盐醋姜汤。 盛夏之时，天气炎热，不少人容易得"空调病"，肩膀和腰背会遭受风、寒、湿等病邪的侵扰，特别是老人容易复发肩周炎。遇到这种情况，可熬盐醋姜汤热敷，在热姜汤里加少许盐和醋，然后用毛巾浸水拧干，敷于患处，反复数次，能使肌肉由张变弛，舒筋活血，大大缓解疼痛。也可用毛巾蘸熬制好的热姜汤敷于四肢酸痛处。

姜汁可乐。 这个饮品现在很常见，效果也很好，具有防寒去痰的功效，可增加热量，暖胃驱寒，最适宜在冬季饮用。

乌梅生姜。 可以治疗胃痛及腹痛。做法是取两个乌梅置于碗内，放入适量生姜汁及20毫升酱油、少许砂糖，然后冲入沸水趁热饮用，可有效止痛。

在这里提醒大家，熬姜汤的姜应该挑选表皮没有裂口、颜色鲜艳的新鲜姜，不要选那些起皱、发干发黑的生姜。生姜表皮中有较多营养成分，熬汤时，应该少去皮或不去皮，避免养分的流失。另外，生姜性味辛温，凡属阴虚火旺、目赤内热者，不宜长期食用。

小小胡椒暖肠胃，既能治病又提味

胡椒绝对算是香料中的元老，原产于印度，是中外烹调中的主要香辛调料之一，一般加工成胡椒粉，用于烹制内脏、海味类菜肴以及用于汤羹的调味，具有祛腥提味的作用。

胡椒作为香料传入欧洲之后深受贵族们的喜欢，甚至曾引起过战争。当时，以一袋黄金来换取等量的胡椒的传说在西方比比皆是，这种小小的食材在中世纪可谓珍贵无比。早在唐代，胡椒就已由阿拉伯传入中国。

胡椒是我们回族饮食中经常使用到的香料，比如我们回民常喝的油茶中就放有胡椒。元代饮膳太医忽思慧《饮膳正要》和明朝养生家黄正一《食物绀珠》两书均对回民油茶作过介绍："羊油又作油茶，以油煎滚，用面粉炒黄搅之，佐以椒盐葱桂之类，以凝冷成团。每摘少许，煎汤饮之，冬日最宜，体温而适口。"这其中的椒说的就是胡椒。

胡椒有黑胡椒和白胡椒之分，黑胡椒是在胡椒的果实已长大但未成熟，外表颜色刚刚发红时采收下来，连同外皮一起晒 3～4 天，干后成黑褐色的果实。白胡椒是胡椒的果实生长成熟后，其外皮完全变成红色时采收，先脱皮再晒干，表面为灰白色，故名白胡椒。黑胡椒比白胡椒味更浓。

除了颜色的区别，黑白胡椒的食疗功效也有区别：白胡椒温胃，黑胡椒温脾肾。因此在选择食疗时要选准胡椒，发挥其最佳功效。

自 1991 年起我一直客居国外，每年回国一两次。我在我的第二故乡宁夏有很多朋友，有一位挚友叫老曹。2001 年回国时，老曹已 60 多岁了，我问起他的身体状况，他说一切还好，就是一干活的时候腰会很酸疼，干一会儿就得捶捶腰，以前也检查过，说是慢性腰肌劳损。这个病不好根治，他问我有没有什么好的办法。我当时就向他推荐了一味食疗方子，叫做鸡蛋蒸胡椒。

做法是用新鲜鸡蛋 3 ~ 5 个，白胡椒适量 (最多不超过 50 粒)、羊肉 50 ~ 150 克，加入适量食盐，文火清蒸后食用。每晚进食 1 次，连续食用 3 ~ 5 天。这个食疗方子可散气祛痛，恢复运动功能，对治疗腰肌劳损非常有效。我离开后不到半个月，老曹就给我打来电话，说我的这个方子的确管用，现在他的病症已明显减轻，直夸我的确有两下子。

腰肌劳损最主要的原因是腰部经络受阻，气血淤滞。腰是人体的轴心，连接上半身与下半身，是人体阴阳相接的中心点，如果腰出问题了，身体就会阴阳失调，水火不济，出现各种各样影响健康的问题。而且"腰为肾之府"，腰部出问题了，肾也很难好。所以，对慢性腰肌劳损一定不要掉以轻心，除了必要的治疗外，我建议有这种病的患者多吃鸡蛋蒸胡椒。

胡椒虽有众多好处，但也有食用需要注意的事项，我在这里提醒大家几点。

其一，胡椒性热燥，所以最好不要多吃。另外，阳盛内热、阴虚火旺体质者，孕妇以及有糖尿病、便秘、痔疮、牙龈红肿、咽喉肿痛、各种出血等病症者也应禁食或少食胡椒。

其二，胡椒可使患眼疾的人双目干涩、视力模糊，因此患有眼疾的人最好不要吃。

明代医学家李时珍就曾在《本草纲目》中写下这样一段话："胡椒大辛热，纯阳之物……时珍自少食之，岁岁病目，而不疑及也。后渐知其弊，遂痛绝之，病目亦止。"这段话说的是，李时珍年轻时经常患眼病，却始终找不出病因。后来渐渐发现年年复发的眼疾，竟与自己平时特别爱吃胡椒有关。于是在停食胡椒一段时间后，眼病就好了。康复后，他又试吃胡椒，很快就觉得双目干涩，视力模糊。为此，李时珍特在《本草纲目》中收录胡椒时予以指出，以示后人。

其三，胡椒含有椒辣碱、挥发油等成分，所以用于煮菜的时间不宜过长，否则会使营养和香味挥发掉，影响功效。

最后，我还有一点提醒大家，那就是白胡椒虽名"白"，但实际上是黄灰色的，所以购买时别以为越白越好；而优质的黑胡椒则是饱满有亮度的黑褐色，也不是越黑就越好。

汤瓶八诊 非药物自然疗法

温补肾阳，首选肉桂

古时候，人们将肉桂视为最珍贵的香料，只在节庆或特殊场合才舍得使用。由于喜爱肉桂的香味，古埃及人还将肉桂制成祭祀用的香柱，用以敬神。

关于肉桂，我们回族还有一个美丽的传说。相传古代有一位远近闻名的才女，一次，她在抚琴吟唱时，忽感咽喉疼痛，饮漱难下，于是就服用了大量清热泻火之药，结果症状虽然得以缓和，但药一停病即复发。后来，她请到当地一位有名的回医来诊治，这位回医见其四肢不温、六脉沉细，于是开肉桂一斤让其服用。

当地药店老板对这位才女的病情略知一二，看罢处方后，不由嗤笑道："喉间肿痛溃烂，是大热的症状，怎么还能吃辛温的肉桂呢？"便没有卖药给才女派来抓药的仆人，仆人只得空手而归，如实回报。才女道："这位回医远近闻名，应该不会口出戏言。现在没有别的办法，就先用少量试一试。"

才女亲自到药店买来肉桂，先嚼一小块，感觉香甜可口，等嚼完半斤后，疼痛已完全消失，进食也没有什么障碍了，才女大喜。药店老板闻讯后，专程求教这位回医。回医答道："这位美人的病，是虚寒阴火导致的喉疾，不用引火归元的方法便不能治。"

事实上，肉桂用于治喉间痈疮，虽属特殊情况。但它确有温补肾阳，暖脾胃，除冷积，通血脉之功。此外，根据近代科学家的研究，肉桂还可以促进唾液和胃液分泌，有增强消化功能的功效，并可舒缓内脏平滑肌痉挛，可治疗胃痛及妇女经痛，除此之外，肉桂还能刺激心肺血液循环。在西方，肉桂主要是用来治疗感冒、头痛、肠胃不适及肌肉紧张等症状。

我们回医也常以肉桂入药，根据回医药典记载，肉桂味辛甘、性热，具温补肾阳、温中逐寒、宣导血脉等作用，而且肉桂和缓温厚，能补下焦肾中不足的真火，并引火归元，平息无根之火，所以回医认为它可以救阳中之阳，是很好的补益药品。不过，因为肉桂的药性燥热，对身体虚弱的患者及怀孕中的妇女来说，在使用上须特别谨慎，不可过度服食。

肉桂的食疗方子有很多，下面我给大家介绍一些比较常见、简单和实用的方子。

羯羊肉桂汤。羯羊肉 500 克，姜 15 克，肉桂 15 克。将羯羊肉洗净，切片，姜切片，肉桂切段。锅中放入适量水烧开，放入肉、姜、肉桂、盐共煮，煮至肉熟烂即成。羯羊肉具有补中益气的功效，姜具有解表、散寒、温中、止呕、解毒等功效，肉桂具有温中健胃、暖腰膝的功效，三者组成此汤具有补中益气、温中健胃的功效，用于治疗脾胃虚寒、消化不良、腹部隐痛等病症。

肉桂奶茶。红茶 1 包，牛奶 70ml，肉桂粉、砂糖适量。将牛奶加热，放入茶包，待香味溢出，再加入肉桂粉及砂糖即可食用。肉桂可以使血液循环旺盛，还可改善食欲不振的问题。

干姜肉桂饮。干姜 20 克，肉桂 10 克。干姜、肉桂分别洗净，置锅中，加清水 500 毫升，急火煮开 5 分钟，改文火煮 30 分钟，滤渣取汁，分次饮用。此方温补脾肾，对大肠癌有很好的防治效果。

肉桂山楂粥。肉桂 4 克，山楂 30 克，粳米 50 克，红糖适量。将肉桂水煎 20 分钟，与山楂、粳米同时入锅煮成粥加糖即可食用。每日 1 剂，趁热服食。肉桂温中散寒，能扩张血管，使血液循环旺盛，疏通血脉；山楂活血化淤，促进气血流通。两者配合相得益彰，由肾阳虚弱引起的手足发凉、脾胃虚弱及血脂高者，服食本方效果非常好。

大枣肉桂糕。干姜 1 克，北芪 15 克，大枣 30 克，肉桂 6 克，面粉 500 克，白糖 150 克，发面、碱水各适量。将北芪、干姜、大枣、肉桂放入沙锅内，加适量清水，用大火烧沸后，转用小火煮 30 分钟，去渣留汁。再将面粉、白糖、发面放入盆内，加药汁和适量清水，揉成面团，待面团发酵后，加碱水，试好酸碱度，然后做成糕坯。将糕坯上笼用大火蒸 30 分钟即可。此方有健脾温肾、和胃益气的功效。

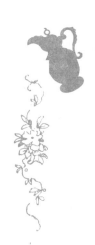

第 五 章

医食同源，食物更胜药物——
回族食疗保健秘方

我们伊斯兰教的创始人穆罕默德非常善于总结食品在治病强身方面的效用和经验，圣训明确记载了用芦荟、芫荽子、蜂蜜治病的方式及功效。所以我们回族人历来主张"寓医于食"及"药食同源"，很早就提出了"养身之道，莫大于饮食"、"谨择饮食，修身养性"等观念，主张饮食有度，反对暴饮暴食。回族群众在生活和生产的实践中，总结了大量食疗养生的经验，有很多清真食品饮品本身既美味可口，也具有保健功效。

推荐四款私房养胃美食

中医讲肾是人的先天之本，脾是人体的后天之本。人体气血津液生化之源，脾胃的健康与否，直接关系到人体的健康与否。

根据我的经验，中国人的健康很多时候坏就坏在一个"补"字上，很多人阴虚阳亢，虚不受补，吃了很多补品，越吃越补，身体越差，却不知为什么。在这方面，应该因人而异，在需要进补前，事先应该找医生或营养师咨询一下才对。

我在马来西亚期间，经常有当地人慕名来找我调理。有一位印度籍朋友感到不舒服来找我，说他胃有病，让我帮他查一下。我用汤瓶八诊的耳诊为他查了一下，觉得胃没什么问题，一问才知道，他头一天饮酒过量，又喝了很多冰水，胃受到刺激所以很不舒服，于是我用汤瓶八诊内病外治疗法中的药袋为他暖了一下，症状就消失了。

在海外期间，经常有一些不懂医道的华人和外国人，提出让我帮他们开点补药补一补，或者说胃口不好，吃不下饭，弄点药开开胃。一般我除了叫他们经常练习汤瓶养生功外，都会推荐他们使用食疗的方子，是药三分毒，药不是饭，常吃总是不好的。

很多外国人也和我们一样，总觉得自己虚，四处搜集秘方进补。其实，这是误导，因为人体有虚实之分，有的人把实当成了虚，补不但是浪费，相反还会伤害自己。

记得我父亲曾治过一个病人，这个病人七十多岁了，他的症状就是拉肚子，每天都要拉很多次，怎么治也治不好。在一般人看来，拉肚子，越拉越虚啊，就应该补啊！但父亲仔细查看，摸肚子疼得很，舌苔也很黄，经过综合辨证，认为就是宿便不通造成的，用了清与调的方法，而没用补药，过了两天他的精神就恢复了。

那么，哪些方法有益于养护脾胃、护肝益肺，有助健康呢？下面我就给大家推荐一些穆斯林食疗与茶疗的方法。这里面有些是我们回族人常吃的养脾胃食物，有些是我行医多年的总结，你可以把它们做成各种各样的美味菜，也可以熬成粥或者煲汤，总之看个人喜好。

鲢鱼。用于缓解胃痛，常用于脾胃虚弱的治疗。尤其适用于胃寒疼痛或由消化不良引起的慢性胃炎。

带鱼。补五脏、祛风、杀虫，对脾胃虚弱、消化不良尤为适宜。

胖头鱼。有暖胃、补虚、化痰、平喘的作用。体质虚弱的最好多吃胖头鱼的鱼头，暖胃的同时还能起到治疗耳鸣、头晕目眩的作用。

羊肉。性味甘温，含丰富的脂肪、蛋白质、碳水化合物、无机盐和钙、磷、铁等人体所必需的营养成分，常被人们用作冬季御寒和进补壮阳的佳品，具有暖中补肾虚、开胃健脾、御寒去湿之功效。

虾米。非常适合冬季肾虚所致的畏寒的人食用。因为它富含蛋白质、碳水化合物、脂肪及钙、磷、铁等成分，具有补肾壮阳、滋阴健胃、通畅血脉之功效。

核桃。它含有 40%～50% 的脂肪，其中多数为不饱和脂肪酸，具有降低胆固醇，防止动脉硬化及高血压之功效。核桃仁中还富含磷脂和维生素 E，具有增强细胞活性，促进造血功能，增进食欲之功效。这些都对提高身体健康，抵御寒冷大有益处。

板栗。栗子性味甘温，入脾、胃、肾三经，有养胃健脾、强筋活血等功效。适用于脾胃虚寒引起的慢性腹泻。

辣椒。吃辣椒能够促进食欲、增进消化，可使心跳加快、末梢毛细血管扩张、流向体表的血液增强。冬季常吃辣椒能够抵御寒冷，并能防止因受潮而引起的关节痛、腰腿痛和胃虚寒症。

最后，我再给大家介绍几种补脾胃的方子，这些方子是我多年食疗经验的积累，食补效果十分明显，有兴趣的读者可以尝试自己在家

汤瓶八诊

非药物自然疗法

98

里做。

八宝牛肉脯

原料：牛肉 1500 克，胡椒、枸杞子、荜菝、肉苁蓉、陈皮、草果、砂仁各 3 克，生姜、葱、盐各适量，根据个人口味加入适量香料。

做法：（1）将牛肉剖去筋膜，洗净后入沸水中氽至变色，捞出晾冷后，切成大片；将胡椒、枸杞子、荜菝、肉苁蓉、陈皮、草果、砂仁研成粉，再把姜葱洗净切碎，拌入药粉、食盐，调成糊状。

（2）把切好的牛肉片用调好的药糊拌匀，装入坛内封口，腌制两日取出，用清水漂洗干净，沥干水分，再入烤炉中烤熟成脯即可。

功效：温补脾胃，益气补血。

保健应用：佐餐食用。适用于脾胃虚寒腹泻肢冷者。

粉蒸牛肉

原料：牛肉 100 克，米粉 40 克，葱、姜、花椒、大料、盐适量。

做法：牛肉洗净、切片；葱洗净切粒，姜去皮洗净切粒，大料掰小块，洗净；米粉放入碗中，加葱粒、姜粒、花椒、大料、调味香料、盐调和均匀，倒入装牛肉片的碗中，翻匀使每片牛肉都沾上米粉，碗上笼旺火蒸半小时左右至牛肉蒸烂为止，出笼即成。

功效：健脾补血，升阳去温，强筋壮骨。

保健应用：佐餐食用。适于体质虚弱者食用。

双皮益脾鸡

原料：土公鸡 1 只，枸杞子 5 克，砂仁 5 克，桂皮 10 克，陈皮 5 克，葱、姜、花椒粉、盐、酱油、醋、熟胡麻油、香料各适量。

做法：将陈皮、桂皮洗去浮灰，掰成小瓣，砂仁打破，同枸杞子一同装入纱布袋内备用。将鸡宰后干拔毛洗净后，切成四份，与调料布袋一同放入沙锅内，当鸡肉炖熟烂后即可食用。

功效：温中止痛，补益脾胃，强身健体。

养胃蛋奶糕

原料：土鸡蛋 3 枚，取其蛋清，羊奶（或牛奶）200 毫升。

做法：先将蛋清打散，再将奶加入，一同打匀，放入蒸锅内，水开后 5 分钟取出。根据个人口味加少量海鲜酱油或放少量糖也可。

功效：此糕对老年人和少儿有养胃健脾、增进营养之效。

汤瓶八诊
非药物自然疗法

杞枣茯苓粥，好吃又补血

我的好友、马来西亚精武总会会长杨柏志先生有两个女儿一个儿子，他的子女都很优秀。有一次我从香港到马来西亚，客居于杨会长次女家里。

她经常听父亲提起我给别人治病的故事，就趁这个机会让我通过汤瓶八诊的方法给她检查一下身体。她的体质较弱，不但身体发虚，心脏功能也不好，应该是站起来就两眼发黑的那种类型。我看了她的眼睑和其他地方的皮肤，说："你应该有贫血的毛病，还不轻。"她说："我是贫血，不过值得庆幸的是，是比较轻的地中海贫血。"

地中海贫血也叫海洋性贫血，从西医角度讲就是遗传的原因，基因里有缺陷。但就回医来看，贫血总的说来有两种原因。一是先天不足，肾脾两虚，是身体本身造血出现了问题，海洋性贫血就可以归在这类里。二是因为后天营养不良或失衡，脾胃的吸收也有问题，无法摄取必需的元素造成的贫血。

我在宁夏回民医院当院长时，也经常遇到一些贫血的患者，除了用汤瓶八诊给他们调理之外，也配合一些回医回药进行治疗。同时，我推荐了一味回族食疗方——杞枣茯苓粥。

原料有枸杞子 3 克，大枣 10 ~ 15 个，茯苓 3 克，粳米 100 克。加水 2000 毫升一起煮成稀粥。早晚当主食食用。它可以强身健体，益补气血，健脾暖胃，增强营养吸收。但要坚持长期食用。

如果吃不惯茯苓，我还有一个方子叫杞枣生血饮，就是取宁夏枸杞 10 克、中宁大枣 60 克、花生米 50 克，加水 1800 毫升文火煎煮 1 小时，当大枣、花生松软后加入 50 克红糖再煎 5 分钟，然后盛入洁净的玻璃器皿或搪瓷器皿中备用，每早空腹及睡前一小时服用煎煮后的枸杞、大枣、花生各 10 粒，用两汤匙煮后的液汁嚼碎送服。这个粥更好吃一些。

吃了杞枣茯苓粥半年后，杨会长次女头晕体乏的症状就消失了，到医院检查，贫血的症状也得到了改善。像她这种情况，半年就得到改善的应该算很快的了。贫血的人都要坚持练习汤瓶养生功，并且坚持吃有助于生血的食物，这是个慢功夫。当然，情况严重的话也不能放弃医院的治疗，多管齐下，效果才最理想。

汤瓶八诊
非药物自然疗法

羊肉莲子粥，养胃又补肾

俗话说："开门七件事：柴米油盐酱醋茶，关门五件事：吃喝拉撒睡。"吃在我们每个人的生活中都占据很重要的地位，也早已从最基本的为了生存而吃上升到了一种生活趣味。但对那些肠胃不好的人来说，吃就变成了一种负担，一种煎熬。他们明知自己肠胃功能不好，在面对世界各地鲜美可口的食物时，想吃却不敢吃，这的确是一件痛苦的事。有些人实在控制不住，虽然眼下解了馋，却往往会导致胃部不适，轻者恶心、呕吐、胃酸，重者腹痛难忍，直接影响到正常的工作和生活。在这一节，我主要说一说胃炎的调养。

俗话说胃炎要"三分治七分养"，因为胃炎跟其他器官的疾病不一样，它是胃黏膜发生了病变。但我们每天都要吃饭，胃必然要分泌胃酸，如果饮食不当，就会刺激胃黏膜。而且，胃炎即使一时治好了，如果你不继续注意护养，复发率也是很高的。

胃炎急性发作的时候，我有一个急救配方：我们可以按压足三里、合谷和劳宫这三个窍穴，每个窍穴按压 50 下，每下按压 1 分钟，特别是足三里。按压的时候最好力度大一点，因为胃疼是急剧性的疼痛，需要强刺激才能缓解，如果轻柔地按压，效果就没那么明显，最好用按摩棒来按压。

如是慢性胃炎的话，主要靠饮食调养，应以温、软、淡为宜，做到定时定量，少食多餐，使胃中经常有食物和胃酸进行中和，从而防止侵蚀胃黏膜和溃疡面而加重病情。不吃过冷、过烫、过硬、过辣、过黏的食物，更忌暴饮暴食，要戒烟禁酒。

在这里，我给大家介绍两个回族常用的食疗方，对胃炎都有很好的疗效。第一个方子是羊肉莲子粥。使用绵羊肉 150 克，普通面粉 150 克。先将羊肉剁成肉末，不加任何调料，待肉烂熟后将莲子研成粉，和面粉一起加清水搅成糊状倒入锅内，10 分钟后就大功告成了。这个粥有健脾益胃、益心补肾的作用。对慢性胃炎、胃溃疡、萎缩性胃炎都有缓解作用。

还有一个养胃的方法更简单，也不用花钱，就是在做菜或熬粥时勾点芡。你可别小看这个程序，由于勾芡所用的芡汁大部分用淀粉和水搅拌而成，淀粉在高温下糊化，具有一定的黏性，有很强的吸水和吸收异味的能力。

特别值得一提的是，淀粉是由多个葡萄糖分子缩合而成的多糖聚合物，它可与胃酸作用，形成胶状液，附在胃壁上，形成一层保护膜，防止或减少胃酸对胃壁的直接刺激，保护胃黏膜。

所以，勾过芡的菜不仅营养物质得到了很好的保存，芡汁还能起到保护胃黏膜的作用。一般的菜肴，其汤比菜味浓，而且汤中还有许多无机盐、维生素等营养物质。

一般来说，勾芡要掌握好时间，应在菜肴九成熟时进行。过早会使芡汁发焦；过迟则易使菜受热时间长，失去脆嫩的口味。

另外，有胃病的人一定要特别保暖，适时增添衣服，夜晚睡觉盖好被褥，以防腹部着凉而引发胃痛或加重旧疾。

每天一碗芹菜黄豆汤，有效防治脂肪肝

前不久，我与几位汉族朋友聚会。我们有段时间没见了，所以大家兴致都很高，喝了不少酒，我是虔诚的穆斯林，虽然不能喝酒，但在这个场合也是以茶代酒，和他们喝得非常高兴。在聚会的过程中，我发现其中有一位朋友，他以前非常能喝，但这次却显得"安分"了很多。一问我才知道，他原来得了脂肪肝，这时，就算杯中物的魅力再大，自然也不敢沾了。

旁边一位朋友也深有同感："我如今也不怎么敢喝酒了。身边有许多人都得了脂肪肝，我也很担心，生怕哪一天不小心也得上，所以现在是能不喝就一定不喝！"

现在，很多人因为作息、饮食不规律，特别是饮酒过量，很容易得脂肪肝。阿拉伯国家都是禁酒的，但是他们的饮食以肉食为主，加上缺少运动，导致大量的脂肪囤积，不但肚子很大，而且也有不少人患有脂肪肝。

对于健康人来说，肝脏中的脂肪应该只占肝重量的 3%～5%，如果肝内有过量沉积的脂肪，就属病理状态，临床上称其为脂肪肝。

患有轻度脂肪肝的病人，早期也许不会有什么症状，肝细胞的脂肪化仍然可以控制，只要注意治疗，那么恢复正常并不难。但是，如果脂肪肝持续的时间太长，患者就可能出现食欲不振、腹胀、肝肿大、肝区隐痛、压痛明显的症状，少数患者还可能出现轻度黄疸，肝功能化验转氨酶升高，胆碱酯酶升高等，可使肝细胞进一步纤维化，重者则很可能转变为肝硬化，直接危及生命。

治疗脂肪肝，除药物治疗外，关键是食疗祛除和控制病因。如果身体肥胖、热量摄入过多，则应该控制饮食，做到定量、以素为主，多吃蔬菜、水果。平时应该食用高蛋白、低脂肪、低糖及富含维生素的食物，少食油腻及含热量高的甜食，以减少总热量的摄入，促使体内多余的脂肪氧化消耗。另外，应该将体重逐步降到正常标准。医学研究表明，长时间喝烈性酒可直接造成肝损伤，而导致肝内脂肪蓄积或肝细胞纤维化，所以脂肪肝病人应该绝对忌酒。

脂肪肝病人还应该坚持体育锻炼和体力活动，因为这样才能够促进肝脏代谢，有利于血液循环，有利于消耗肝脏内过剩物质，对肥胖及脂肪肝病人都有良好的防治作用。

我在马来西亚期间，有很多来自埃及、阿联酋、巴林、沙特阿拉伯、卡塔尔等在马来西亚经商的穆斯林朋友，他们虽然表面看起来没有任何症状，但经检查都患有严重的脂肪肝。脂肪肝对人的影响是很大的，如果等到症状出来再去治疗，大部分都很难挽回了，即使能治好，也要花比现在多好几倍的功夫。

有一天，一位阿拉伯朋友又带来了两位朋友，体重都在 100 千克以上，经检查，都有严重的脂肪肝。问我有什么办法，我告诉他们，中国回族穆斯林患脂肪肝的没有你们这么多，原因是他们的摄取和消耗是平衡的，再加上就算患上脂肪肝也有一套调理的方法。他们很好奇，我就告诉他们，只要按照我说的坚持治疗，脂肪肝还是能够控制的。

我先通过汤瓶八诊的脉诊为他们进行了一次治疗，并告诉他们一套汤瓶减肥操，这套操的动作很简单，自然站好，上臂张开，与前臂成 90 度角，全身左右摆动，感觉浑身的赘肉都在抖动，然后双手逐渐向下，到腰，到臀，身体保持摆动状态。手到各部均停留若干分钟，以微微出汗为度。这个动作没有场地限制，又能活动全身，是一个很好的有氧运动。

另外，我还教了他们一个食疗的办法，就是用鲜芹菜 100 克（洗净切成小段），黄豆 20 克（先用水泡涨）。锅内加水适量，将芹菜与黄豆同煮熟，吃豆吃菜喝汤。每日一次，连服三个月。芹菜又分水芹和旱芹两种，水芹保肝，旱芹降压，所以选择芹菜时水芹最好，还有助于减肥。黄豆性味甘平，可健脾胃、润燥行水。大家别小瞧这味汤，它做起来简单，食材也很普通，防治脂肪肝的效果却是很好的。患者常食此汤，疗效颇佳。上面我说的两位朋友在连服这道汤三个月以后，再去检查身体时，脂肪肝的程度已经有了明显减轻。

第五章　医食同源，食物更胜药物——回族食疗保健秘方

大病初愈忌大补，白粥静养最相宜

在我的行医过程中常发现这样的事：很多患者大病初愈，元气还没有完全恢复，身体有些虚弱，所以总是请我帮忙开些补药，希望尽快恢复元气，以期精神旺盛，体力充沛。

事实上，大病初愈胃气已虚，往往吃什么东西都不香，没有什么食欲，所以用药物对症补养，难以很快见效，此时应该借助于食补，充其胃气，这样才能增强元气。古代医学说"得谷者昌"，其实也就是说能吃就好。因此，我常建议病人不要选择药补，而是应该选择合适的食物补养，这比任何药物的效果都要好。

我认识一位女士，几年前，她曾生过一场大病，差点送了命。所谓"病来如山倒，病去如抽丝"，尤其在她病后又做了母亲，更使得元气大伤，身体久久不能恢复。后来，经人指点她找到了我，向我询问病后的补养之法。我告诉她一个我们回族人的食疗验方，这道方子叫羊脖子炖黄芪。

做法是羊脖子 1 个，黄芪 60 克，将羊脖子放入沸水中，去除油沫，煮半小时后，将黄芪用纱布包好，放入锅内同煮，肉熟后吃肉喝汤，每周一次即可。这道方子有补气血、消羸弱的作用，对于大病久病后的气虚调补有非常明显的作用。这位女士用这道方子食补了一段时间后，效果非常好，后来还打电话专门感谢我。

除了这道方子，粥类也非常适合此类患者食用，可以有效促进患者病后快速而平稳地康复。《医宗金鉴》中说："新愈之后，脏腑气血皆不足，营卫未通，肠胃未和，唯宜白粥静养。"指出病后康复，首先应从容易消化吸收的食物着手，从不妨碍中焦运化的角度出发，必须由少而

汤瓶八诊
非药物自然疗法

多，由清淡而滋补，逐渐进行调整。"先进清粥汤，次进浓粥汤，次进糜粥，亦须少与之，切勿任意过食也。"

实践证明，食粥对病后肠胃消化功能较弱的人，具有促进运化吸收的良好作用。脾胃是人的后天之本，而食粥可以补益胃气，保护脾胃，白粥中不管是粳米还是糯米，均有极好的滋养脾胃之功。白粥或补粥，制作简易，便于服用，易消化，吸收快，宜于久服，几乎无副作用，对于病后康复，可以根据体质情况灵活调补，比单纯应用中西药物来得更加稳妥，效果也更加理想。如对高热病后口渴舌干的病人，可配合吃些葛根粉粥、麦门冬粥；若急性热病后便秘者，因津枯肠燥者，当用芝麻粥、柏子仁粥。

这里再向大家介绍一种我们回族的粥品，叫做白面粥，这个粥我们回族俗称"拌汤"，即把面粉用冷水搅拌搓成面索索和小面疙瘩，然后下到滚水中，吃时加点醋和盐，再准备点青菜或咸菜即可。这个粥清淡爽口，简单方便，而且也有很好的养生保健功效，有兴趣的读者可以一试。

喝粥远胜喝药——汤瓶八诊食疗粥食方

食粥养生在我国具有非常悠久的历史。在长沙马王堆汉墓出土的十四种医书中，就有药粥的记载，也就是说，远在两千多年前，就已经有人用粥来防病治病了。

煮粥时，米中所含的淀粉充分糊化，营养成分都溶在水中，胃肠可充分消化吸收，不仅适合老人、小孩、病人，更适合忙碌的现代人。难怪李时珍说粥"与肠胃相得，最为饮食妙品"。

食用不同的粥有着不同的养生治病功效，以下是我多年来积累下来的一些汤瓶八诊食疗粥食，大家可以参考食用。

杞枣茯苓粥

原料：枸杞子 3 克，大枣 10～15 个，茯苓 3 克，粳米 100 克。

制作：加水 2000 毫升一起煮成稀粥。早晚当主食食用。

功能：强身健体，益补气血，健脾暖胃，增强营养吸收。常食用益处颇多。

蒜香粥

原料：紫皮大蒜 30 克，粳米 100 克。

制作：将大蒜去皮后放沸水中煮 1 分钟后捞出，然后取粳米 100 克，放入煮蒜水中煮成稀粥，再将蒜重新放入粥内同煮为粥。

功能：暖脾胃，行气滞，降血压，止痢，对饮食积滞、脘腹冷痛、泄泻痢疾有较好疗效。

黑木耳粥

原料：黑木耳30克，大枣10枚，枸杞子3克，粳米100克。

制作：熬粥前先将木耳洗净，再用热水浸泡3～4小时，与大枣、枸杞与粳米同入锅煮成粥食用。

功能：长期食用有助于补气血，强脾胃，祛内浊。

麦麸牛奶粥

原料：小麦麦麸100克，牛奶300毫升，酥油5克，白糖100克，精盐少许。

制作：将麦麸浸泡3分钟，加水煮粥，将熟时放入牛奶煮10分钟，加酥油、白糖及少量精盐，麦麸开花即可。每日早晚餐服食。

功能：益气健脾，美颜健身。

牛乳粥

原料：粳米100克，鲜牛奶500克。

制作：先以粳米煮粥，待粥将熟时，加入牛奶同煮成粥。

功能：益虚损，养五脏，强气血。中老年人长期食用有助健康。

羊肉粥

原料：新鲜精羊肉250克，枸杞子3克，粳米适量。

制作：将羊肉洗净，切成块，同粳米煮粥。

功能：益气血，补虚损，暖脾胃，适用于阳气不足、气血亏损、体虚羸瘦、中虚反胃、畏寒怕冷、腰膝酸软。长期食用有助增强体质。

暖怀粥

原料：取大枣8枚，枸杞子3克，鲜生姜8克，糯米100克。

制作：将生姜切成末，同大枣、枸杞同煮成粥。放温后食用。注意不宜凉服。

功能：暖脾胃，散风寒。

杞肾粥

原料：枸杞 15 克，羊腰子 100 克，粳米 250 克，鲜姜 15 克，葱白 10 克。

制作：先将羊腰子清洗干净，去净杂物，切成薄片；将清洁鲜姜与葱白切成细末，与粳米同入锅熬成粥。

功效：长期用有补肾填精，强腰健体之功效。

黄米健脾养胃粥

原料：绵羯羊肉 50 克，莲子 10 克（去心）、黏黄米 100 克，鲜姜、大葱少许。

制作：先将羊肉剁成肉末，与莲子打碎同烂后，再加入黏黄米一同熬成粥状即可。

功效：长期服用有健脾益胃、调补心肾的作用。

苁蓉养肾羹

原料：取羊肾两个，肉苁蓉 30 克，葱 1 根。

制作：将肉苁蓉去皮切细；羊肾洗净去脂膜，切成细丁；葱洗净切成细节。把肉苁蓉和羊肾放入锅内，加清水适量，煮 30 分钟后，将苁蓉捞出，加入粳米适量，根据口味少许放盐与香料，文火熬成粥。早晚食用。

功效：补精益肾，壮阳强骨。

需要指出的是，食粥养生还要顺应气候的变化。我们可以按季节喝粥调养，比如，春食荠菜粥、菊花粥养肝解毒，夏食绿豆粥清热消暑，

阳瓶八诊 非药物自然疗法

秋食藕粥、银耳粥滋阴润燥，冬食羊肉粥、腊八粥温胃健脾。

最后，我再为大家介绍煮粥的一些方法和窍门。有人认为煮粥是一件非常简单的事，其实不然。清代诗人袁枚在《随园食单》中说："见水不见米，非粥也；见米不见水，非粥也。必使水米融合，柔腻如一，而后谓之粥。"煮粥要用新米、优质水，火候要先大火煮开锅，然后以文火慢煮，要煮到米不但烂透，而且均匀地悬于粥中没有沉积。这要求水米比例合适，煮的时间恰到好处，这其中的学问绝对不小。

《老老恒言》的《粥谱说》卷详述食粥的煮法，总结了"择米"、"择水"、"火候"、"食候"四法，对现代人仍有指导价值。

（1）择米。"米用粳，以香稻为最，晚稻、早稻次之。"因此，一定要选择新鲜、质佳、无霉变、无污染的好米。

（2）择水。在煮粥时，须注意水质的污染和水中矿物质的含量。水要一次添足，中途不要临时再添水，这样"方得正味"。

（3）火候。火候是影响粥的质量的一个关键步骤。火候包括火的大小、煮的时间、入料顺序三个方面。火的大小分为文火、武火和文武火。文火弱小，而武火强大，文武火适中。一般情况下，煮粥时用文火为好，这样既可以将米煮出油和味来，也不损害其中的营养。下料的时间与原料性质有关，难熟的食物先入锅，易熟的后入锅，易挥发的最后入锅。一般先煮米，后下料，最后加调味品。

（4）食候。所谓食候，就是食粥的时间。具有补益作用的药粥最好早晨空腹服，具有安眠作用的药粥，一日三餐都可服，但临睡前服效果最好。

羊肉萝卜枸杞汤，益气补血治痛经

在汤瓶八诊的传播过程中，我治愈过很多患者，长时间相处下来，他们都跟我像朋友一样，法蒂玛就是其中一个。法蒂玛是个很纤瘦的女子，三十五六岁，身体一直不太好，但也没什么大病，在马来西亚我前前后后给她调理过一年多，她才告别了病恹恹的状态。去年夏天，我回宁夏待了一个月，法蒂玛正好从吉隆坡到宁夏办事，特意到我家来看我。我叫来了我妹妹作陪，大家都是老相识，在一起很是融洽。

席间，我看法蒂玛不大吃东西，表情也很不自然，就问她是不是饭菜不可口，她犹豫了一下，小声在我妹妹耳边说了什么。妹妹听了后笑着说："原来是这样啊，那你干吗不说出来呢？难得有机会，现在两大专家一起给你会诊，你看你面子多大。"

法蒂玛不好意思地笑了，把她不舒服的原因告诉了我。原来她最近一段时间每次月经的时候肚子都隐隐作痛，不是很剧烈，所以忍忍也就过去了。

法蒂玛一向体弱，从气色一看就是气血虚的痛经。我妹妹问她："你月经颜色偏淡，而且量也比较少，痛得不会太剧烈，主要是丝丝拉拉地痛，对吧？"她连连点头，瞪大眼睛看着我妹妹，连连问怎么办。

我说："现在桌上有一道菜就治你这个病。"她马上在桌上看来看去，但就是拿不准是哪道。我指着胡萝卜炖羊肉说："治疗气血不足的痛经，我特别推荐你多吃点这个菜，这可是一道名菜，可惜没加枸杞，如果加上枸杞炖出来的营养价值更高，又补气，又补血，又养肾。

"羊肉是热性的，能大补元气，能够补益气血；枸杞直接温肾壮阳，增强体质；胡萝卜可以理气健脾，让羊肉的营养充分吸收。这个菜还有明目的功效，胡萝卜和羊肉一起炖，胡萝卜转化成维生素 A，这个对眼睛很有好处。所以我特别推荐那些气血不足痛经的女孩子试一试这道菜。

"这道菜做起来也很简单，取胡萝卜 300 克，羊肉 180 克。羊肉切块焯好后，倒入油锅中翻炒至颜色发白，然后放入胡萝卜块及调味料，倒入清水，放入枸杞，中火烧开转入小火炖半小时至羊肉烂熟为止。

"我们回族人一般身体都比较壮实，这跟我们的饮食习惯有关。我们喜欢吃牛羊肉，手抓羊肉、炖羊肉、红烧羊肉。很多女孩子都跟我说羊肉膻，难以下咽，那是没做好，羊羔肉做出来其实好吃得很，就跟土鸡味一样。因为这样的饮食习惯，所以回族人气血虚的比较少。"

法蒂玛高兴得不得了，不用吃药就能治病，这样的方子哪里去找。她说要把这个方法告诉她所有痛经的朋友。我说："这可不行，人家试了可能就没用，肯定要说我是个骗子啊。"

她纳闷地问："怎么你告诉我就有用，我告诉别人就没用了呢？"我给她解释："气血淤阻导致的痛经刚好和气血不足导致的痛经表现相反，月经的颜色很深，疼得剧烈。导致气血淤阻不通的原因很多，但是最常见的还是寒凝痛经。寒凝血淤的痛经最明显的表现就是来月经的时候小腹发凉，月经有很多血块。像这种寒气比较大的痛经，等到来月经的时候，得用红糖水煮老姜喝，这样痛经马上就可以减轻，甚至于不痛。"

我的朋友回国了，希望下次我再遇到她的时候她已经完全摆脱了恼人的痛经。痛经是让女性备感痛苦的事，但同时也是很好治的病，食疗就是很好的方法，在这里，我希望有更多的女性能用饮食恢复自己的健康和美丽。

常喝胡桃粳米粥，轻松度过更年期

更年期是女性的一个必经阶段，很多人都会在这个时间出现一系列的问题，所以很多女性朋友对更年期有一种恐惧，其实这是不必要的。

准确地说，更年期是女性内分泌重新调整的一个过程。危机危机，就是说危险中一定带有机会，更年期也是如此。我见到很多女性，更年期前有很多疾病，但是过了更年期以后，原来的病反而没了。

但大部分女性在绝经前后都会有些问题，我在宁夏回民医院的时候，有一个女患者问我怎么能避免更年期的问题，因为她家里所有的女性更年期症状都特别明显。身上一会儿冷一会儿热，脾气火爆得不行，见火就着，腰酸疼得成天用手撑着。那时她还没有这些问题，只是天天看着两个姐姐都这样，心里怕得很，就问我有没有办法预防一下。

她这样未雨绸缪是对的，等到症状出现了我们再对症治疗，只能永远走在疾病的后面，这是下下之策。回族医学的高妙之处在预防上体现得特别突出，我们有个好办法，那就是从根本上增强我们的身体适应性，让它尽快适应这个更年期的变化，进而为更年期以后的健康打下坚实基础，这个办法就是汤瓶养生功。

汤瓶养生功不但能强身，温补肾阳，更能静心。大家都知道，肾是我们身体最重要的元气储存地，肾中元气充足，我们才能长寿，如果元气不足，即使寿命比较长，也一定会出现老年痴呆等症状，那就没有任何生活乐趣可言了。女性在更年期之前，身体多多少少总有一些疾病，每个人体内都有一些垃圾，很难彻底清理出去，越积越多，我们可以趁更年期这个机会，把身体彻底清理干净，这样过了更年期以后，我们就

汤瓶八诊

非药物自然疗法——

会有一个健康的晚年。

这个女患者是特注重养生的人，除了汤瓶养生功，她还问我有没有好的食疗方子。我说："这个你算问对人了，我这里真有个好方子，我妹妹就经常吃，对女性特别好。"她马上掏出个小本，看来是有备而来啊。

我笑着说："这个还用记啊，简单得很，我一说你一听就记住了。就是用胡桃仁 30 克，粳米 100 克。把胡桃仁磨成粉同粳米煮成粥。这个方子有滋阴固肾、润肠纳气的作用，对那些感觉更年期发热、急躁的女性效果很不错。"她又问一天吃几回，什么时候吃。我说："这又不是吃药，你想吃的时候就吃，不就是喝粥嘛。"

这位女患者按我说的方法练了两年汤瓶养生功，还固定每周吃两次胡桃粳米粥，她绝经的时候完全没她两个姐姐的症状。

很多健康问题是会有家族倾向的，但也不是命中注定你就要遭这份罪，所以勤快点，对自己上点心，就可以过一种完全不同的生活。

三红薏米鸭，让你一觉到天亮

现代人的生活质量的确是提高了许多，但睡眠质量比起古人来，却是越来越差了，最明显的例子就是现在有失眠困扰的人越来越多。

失眠是指患者对睡眠时间或睡眠质量不满意，影响到白天的社会活动。常见的失眠形式包括：睡眠潜入期长，入睡需要时间超过 30 分钟；睡眠维持困难，夜间觉醒次数超过两次或凌晨早醒，睡眠质量差，噩梦频繁；睡眠维持时间不足 6 小时，第二天清晨感到头晕、精神不振、嗜睡、乏力等。

失眠是一种疾病吗？是失眠引发了疾病，还是疾病引发了失眠？其实这和"先有鸡还是先有蛋"一样，没有必要去探究，因为它们是互为因果的。轻微的失眠不引起重视并加以控制就会引起严重的疾病，而疾病得不到调养又会引发更严重的失眠。睡眠疾病，这个公众还很陌生的病种包括失眠、磨牙、嗜睡甚至打鼾等人们早已见惯不怪的症状，可直接诱发心脏、血管、神经、肾脏、性功能等方面的疾病。老年群体睡眠疾病的发病率更是高达 40%。此外，我国还有 2000 万人患有睡眠呼吸暂停症。

失眠是因为大脑神经不能安静下来，处于不正常的兴奋状态，所以任何失眠的因素最后的结果都会使得大脑神经出现异常兴奋。引发失眠的原因有以下四个大的方面。

一是精神因素。比如性格忧郁、敏感多疑，人际关系紧张，朋友太少，工作压力与家庭压力太大，与异性伴侣出现感情波动、性生活得不到满足，等等。这些精神因素都会让人的内分泌异常，从而使神经系统抑制与兴奋的转换机制失灵，引发失眠。

二是疾病因素。因为身体有疾病，而这些疾病所引发的痛苦通过神经传导给大脑。严重的疾病都是以器官发生炎症、纤维化引发疼痛为表现的，这种疼痛时刻让大脑不得安静，疾病不除，疼痛的感觉不去，这种对大脑的影响就不会消失。比如肠胃溃疡、肾结石、胆结石、肝硬化、肺炎、癌肿等都在不停地向大脑传送痛苦的信号。

三是生活环境因素。比如晚餐吃得太饱，吃了刺激性的食品，吃了过量的难以消化的高脂肪高热量食品。还有比如你换了一个地方睡觉，环境的变化难以适应；气候气温的变化，温度太高或太低；马路边上、工厂旁边噪音太大难以入睡；室内空气不流通，造成憋闷，等等。

四是药物因素。有些人长期使用安眠药，因为安眠药是麻醉神经的，长期使用，大脑神经已经被破坏，丧失了敏感性。还有的人迷信西药，长期使用，使得身体的内分泌系统处于失控状态，大脑神经传导的身体信息常常与身体的本来面目相差甚远。

搞清楚了失眠的原因，那么如何才能摆脱失眠的困扰？食疗就是一个非常不错的选择。

在马来西亚，我曾经治疗过一个患有失眠的女性，她不到 30 岁，来向我问诊时，失眠已有 1 年，晚上难以入睡，早上却醒得特别早，醒后又难再入睡。夜间睡眠，小便次数非常多。白天则无精打采，没有丝毫精神，一副昏昏欲睡的样子。

除此之外，还伴有多种症状：长期口腔溃疡反复发作，口舌疼痛，咽喉不适，口干苦，晨起少量黄色厚痰。头昏脑胀，后枕部疼痛，目胀有热感，皮肤发红疹，无痛痒，愈后留黑斑。小便黄色，大便不爽。有时胸闷胸痛，经量减少，腰部酸疼。平时心情烦躁，激动易怒。脉弦滑小数，舌边尖红。

可以说，这是非常严重的失眠了。针对她的病症，我除了用汤瓶八诊的方法对症施治外，重点就是建议她采用食疗的方法来治疗了。在经过两个疗程的治疗后，她的病情得到了明显缓解，四个疗程后，已经基本痊愈。

我告诉她的食疗方子是我们回族民间的一个秘方，做法是取新鲜羊心一个，朱砂1克（擂细）由羊心动静脉孔内纳入，用棉线缝其口，蒸熟或炖熟，用时切成肉片每晚服半只。本品有养血、镇静作用，对心血不足引起的失眠有非常好的效果。

在我们回族民间食疗学中，还有许多针对失眠的食疗方子，下面我再给大家介绍其中三个经过回民反复实践的简单且管用的方子。

第一个是白参牛肉。取鲜牛肉（里脊）200克，云南大理白参10克。牛肉切细，白参洗净切碎与牛肉混合，加少许麻油、食盐，蒸熟后服用。1日1剂，早晚分服，服6剂为1个疗程。本品具有养心安神、镇静、健脾之功。对脾肾气虚、心气虚、心阴虚所引起的失眠健忘、头晕眼花、四肢无力等症疗效明显。

第二个是黑芝麻茯苓茶。取黑芝麻1000克，核桃（胡桃仁）500克，茯苓粉2000克，红糖300克，蜂蜜300克。将以上物品研成末，拌入蜂蜜后瓶装或罐装密封备用。每日早晨取30克蒸熟后服用。服完1剂为1个疗程。本品有消食和中、健脾补肾、益气养血的功效。适用于肝肾亏损所致的失眠、头晕、耳鸣、目眩、腰腿酸痛和遗精盗汗等症。另外，对治疗脱发也很有效果。健康人常服的话，则可延缓衰老，常葆青春。

第三个是三红薏米鸭。取红枸杞子5克，红枣5枚，红辣椒1克，薏米40克，鸭1只，冬瓜600克，清真牛肉香肠100克，姜片15克，葱段10克，香料、精盐、胡椒粉适量，胡麻油50毫升，牛肉汤或羊肉汤1500毫升。将鸭宰后去除内脏，洗净后入开水锅中1分钟清除血水腥味捞出，切成方块；牛肉香肠切成厚块状；冬瓜去皮洗净切成方块；葱姜洗净切片备用；薏米洗净备用。油到七成热时先将姜葱下锅煸出香味，将鸭入锅后倒入牛肉汤或羊肉汤，加备用调料一同入锅；当鸭肉到八成熟时，将冬瓜入锅至肉瓜熟烂后即可食用。本品有滋阴清热、利尿健脾的功效，对女性失眠患者有很好的疗效。

鸽子炖三七，最佳产后食补方

现在的人基本不用再担心温饱问题，只会想如何吃才更健康，才更营养，特别是哺乳期的女性。女性在孕育、哺乳时都要消耗大量的体液，而且会因为工作和生活压力而消耗精气，很容易出现奶水不足、头晕眼花、身心疲惫、心慌气短以及虚脱等症状。对于产后女性来说，想要保持身体健康和青春，注重食补是关键。

我有一个女性患者，她身体不太好，整个人虚胖，但是产后奶水却很足。在给孩子哺乳了一段时间后，她的身体开始变差，尤其是腰，酸疼得不得了。事实上，这是因为她的肾气不固。

母乳是气血化生之物，如果身体较差，整个人的元气不稳固的话，肾主一身之气的功能相对也就差了，这样就会没有节制地分泌乳汁，奶水也就多了，但这显然不是什么好事。

一般来说，正常的奶质应该是比较黏稠的。但如果奶水太多的话，它就会像清水一样，量虽多质量却不高。像我这位患者虽然奶水很多，但是她的孩子却瘦巴巴的，自己的身体也因此变得很差，这就是因为奶水的营养成分太少了。

我当时就告诉她："你要吃一些金匮肾气丸，这味药可以帮你收敛一下肾气；另外，我再告诉你一个我们回族的食疗秘方，叫做鸽子炖三七。取活雏鸽1只宰杀，去除内脏洗净，将三七10克用布包裹放入雏鸽腹中，文火煮熟，吃肉、饮汤。"

我们回族人喜欢养鸽，但不食成年的鸽子，这与我们宗教信仰有关，但产后食用雏鸽却是可以的，这个食方有补气血，保护奶水质量，活血化淤的作用，对产后的各种身体不适都有很好的疗效。

这位女患者吃了几次后，奶质果然就变稠了，而且腰酸腰疼的情况也基本没有了，整个人看上去也精神了很多。

生个孩子的确很不容易，母亲的身体消耗特别大。坐月子时，母亲为了照顾孩子也不能好好休息，经常起早贪黑。孩子断奶后，才会有歇一歇的时间。所以，在产后，我建议女性朋友一定要多吃一些滋补身体的食物来增强体质。

在月子期间，食补应该循序渐进。有很多女性产后为了催奶、恢复体力，选择喝许多有大补作用的汤水，其实这样的补法往往会适得其反。刚生完孩子的女性在食补时一定要谨慎，不能马上进补参鸡汤等营养过高的催奶汤水。因为此时婴儿吃得较少，如果再服催奶的汤水，反而会导致乳汁分泌不畅。所以，只需在正常饮食基础上适量增加汤汁即可，三天后，再开始喝滋补汤。另外，在熬炖时，应撇去汤中浮油，这样既能避免引起婴儿肠胃不适，也有助于产妇恢复身材。

总的来说，炖汤讲究药食共用，但药的数量和种类不应过多，人参、黄芪、当归之类的补剂更是不能多用。相对来说，栗子、桂圆、蘑菇等用来煲汤很合适，产妇由于产后失血多、体力消耗大，应多吃一些补血活血、补气健脾的食品，例如红糖、阿胶枣、枸杞、山药等。很多回族老人的说法是，新妈妈产后虚弱，不宜多吃生冷之物。新鲜的蔬菜水果也是产后女性补充维生素最好的食物，如果摄入不够，会导致维生素缺乏，对健康极为不利。

产后食补还要注意搭配的多样化，可以应用五色搭配的原理，黑、绿、红、黄、白，五色食物都要有，这些食物一方面可以有效增加食欲，一方面可以保持营养均衡，可以解决许多产后女性的偏食问题。坚持一段时间后，身材自然会恢复苗条，肤色也会润泽亮丽。

这里，我还要重点提醒产后女性，不要为了迅速减肥而用营养素药片来代替食物，要遵循人体的代谢规律，正确的饮食才是最好的选择。对于产后女性的三餐，我有以下的建议：早餐应该尽量安排得丰盛一些，主食、牛奶、蔬果、禽蛋类，最好都要有。这是因为早晨是万物生发之际，人体代谢旺盛，是营养摄取吸收的最好时间。中晚餐的量则应该相对减少，尤其是晚餐，少吃肉食、甜食及油炸食品，可喝些清淡的面汤、米汤，不要喝咸汤辣汤，以减缓夜间休息时身体的负担。

除了上面说的我们回族的食疗秘方鸽子炖三七，我再另外告诉女性朋友两道简单易做的补血食方，这两道方子尤其适合正在坐月子以及气血两虚的产妇食用。第一个是红枣枸杞母鸡汤，准备老母鸡一只，洗净，放入数枚红枣、适量枸杞、几片姜片，一起炖汤食用，能起到补气活血的功效。第二个是木瓜鱼汤，准备鲫鱼或鲈鱼一条，木瓜200克左右，去皮切块，加入同炖，也可放少许金针菇等菌类，美味可口又营养丰富。 其他还有芹菜枸杞炒山药、桂圆大枣花生粥等，都是补血兼补气之品，常吃可助产后女性补充体力，恢复元气。

送给慢性肾炎患者的礼物——清真补肝养肾饭

慢性肾炎是一种病因不明、病情复杂、病理变化多样的肾小球慢性疾病，其特点是病程长，发展慢，最终出现肾功能衰竭。慢性肾炎患者一般会出现蛋白尿、浮肿、腰酸、疲倦无力、食欲不振等症状。

回医认为，在治疗的同时坚持食疗调理，可以控制高血压，调整代谢异常，减轻水肿和防止蛋白质的进一步分解，以减轻蛋白质代谢产物的形成，从而减轻肾脏的负担。食疗的目的在于补充营养，增强机体抵抗力，预防感染，减少发作诱因，预防慢性肾炎的恶化。

我曾经遇到一位六十多岁的慢性肾炎患者，他之前一直在服用西药，但效果并不好。因为西药和中药的原理是不同的，中药是用药性去影响人体机能，西药是用药性去直接对抗病原，这就使得西药在治疗慢性肾炎的同时也在加重肾的负担。

我用汤瓶八诊的方法对这位老人进行了一次治疗后，又告诉了他两个简单的回族食疗方子，一个多月后，老人来复诊时，病症就有了明显的改善。

第一个食疗的方子叫生姜炖乌鸡，是我们回族一道历史悠久的食疗方子。做法是将鲜生姜 30 克切成薄片，按顺序排列置锅底；小乌鸡 1 只，去净毛及内脏，破开鸡胸，平铺锅中，加水适量，慢火炖熟后，即可食用。回族医学认为乌鸡主补中止痛，这道食疗方子有补虚散寒、安神定志的作用，可作为慢性肾炎辅助疗法，效果非常明显。

第二个食疗的方子叫清真补肝养肾饭。取羊肝、羊肾各 50 克，粳米 150 克，枸杞子 5 克，大枣 5 枚，姜、葱、盐、香料、熟胡麻油或其他熟植物油适量。制作过程是这样的：将羊肝及羊肾洗净，去筋膜，切成薄片。生姜切碎加入少量水，取汁。把切好的羊肝羊肾放入碗内，加入熟植物油、盐、姜末、香料拌匀后，腌制 20~30 分钟，再把淘净的粳米捞出放入器皿中，加适量水，用蒸锅蒸至八分熟，再将腌好的羊肝羊肾撒在米表层，继续蒸 20 分钟，熟后取出拌匀即可食用。这道食疗方子可滋补肝肾，明目聪耳。不仅适用于慢性肾炎患者，对肝功能不好的人也有很好的食补效果。

从回族食疗学角度来看，作为治疗的基础，慢性肾炎患者应该摄取足够的蛋白质、维生素和碳水化合物。如果食欲不振的话，就会诱发营养不良，不利于患者的康复。

另一方面，许多人认为慢性肾炎患者要摄取动物蛋白质，事实上合理摄取植物蛋白质更加有利，所以，我建议慢性肾炎患者可选取山药、花生、红枣、黑豆、赤小豆等有补气、健脾开胃、利尿消肿、解毒消炎作用的食物，这些食物可以加快慢性肾炎患者的康复。

红枣中含有丰富的维生素、矿物质和微量元素铁等。回医的方子里，常常见到它的踪影，红枣味甘性温，归脾胃经，有益气养肾，养血安神，缓和药性的功能。现代药理研究也发现，红枣能使血中含氧量增多，滋养全身细胞，是一种药效缓和的强壮剂。将红枣和红皮花生米各60 克，每日煎汁服，可有效防治早期慢性肾炎（潜匿性），不过，肾功能不全者则不宜服用。

山药味甘、性平，入肺、脾、肾经；不燥不腻；具有健脾补肺、益胃补肾、固肾益精、聪耳明目、助五脏、强筋骨、长志安神、延年益寿的功效。干山药 60 克或鲜山药 120 克，粳米 60 克。山药洗净切成片，与粳米共同煮成粥。每日两次，早晚餐服用，可常服用，有温补脾肾，通阳利水之功效。慢性肾炎患者常服此粥可逐渐增加食欲，进而减缓病情。

黑豆，性味甘、平、无毒。有活血、利水、祛风、清热解毒、滋养健血、补虚乌发的功能。黑豆中微量元素如锌、铜、镁、钼、硒、氟等的含量都很高，而这些微量元素对延缓人体衰老、降低血液黏稠度等非常重要。黑豆中粗纤维含量高达4%，常食黑豆，可以提供粗纤维，促进消化，防止便秘发生。黑豆补肾功能多，能消胀、下气、制风热、活血解毒，有很好的补肾作用。关于黑豆的食疗防治慢性肾炎的方子，我向大家推荐黑豆黑米枸杞粥，黑豆100克，黑米100克，枸杞子3～5克，红枣5～10个，姜汁、食盐各适量。加水适量，用急火煮沸后，改用文火熬至黑豆烂熟，即可取汤饮用，每日早晚饮用，每次2～3杯为宜，可长期饮用。

赤小豆利尿功能较强，适量食用对慢性肾炎患者有很好的作用。可以早晨吃碗赤小豆山药大枣粥，下午再喝碗绿豆汤。但过多食用赤小豆容易损伤津液，要根据身体情况随时调整食用量，在尿量增加后，就可以适当减少食用量，以确保津液充足。

花生也是慢性肾炎患者的食补佳品。花生不仅有很高的营养价值，还具有许多生物活性作用，宜与红枣、赤小豆等同煮食用。每天早晨连汤带水，空腹吃一两水煮花生仁（用沙锅煮烂的、带红皮的花生仁，不加任何调味料），40天一个疗程，配合治疗，对有少量蛋白尿症状的慢性肾炎患者有很好的效果。

柠檬清肠饮，快速治便秘

便秘现在是一种极其常见的病，不光是老年人，我发现很多二十几岁的年轻人都患有这种病。便秘会让粪便滞留在肠道中，形成宿便。而宿便在体内会形成一种浊气，不但对脏腑造成很不好的影响，还会引起气血两滞。所以经常便秘的人，大多脸色暗淡，皮肤没有光泽。

另外，大便出现结块，上厕所的时候就要用很大力气排便，这会导致腹腔压力增大，血压升高。所以有心脑血管疾病的人要尽量避免便秘，说得严重点，弄不好还会有生命危险。

人的年龄和肠蠕动能力是相关的，一般来说二十几岁是肠蠕动能力最好的时期。因为这时候人正处在一个运动量和活动量很大的时期，代谢旺盛，所以肠道的吸收、蠕动能力都很好。

但是现代人的饮食过于精细少渣，缺乏食物纤维，导致粪便体积减小，黏滞度增加，在肠内运动缓慢，水分被过量吸收而导致便秘。尤其是女孩，运动量相对较小，再加上节食减肥或其他原因导致纤维素摄入不足，引发消化困难，又没有及时补充水分，所以便秘现象很普遍。

我有一个患者人很年轻，也就30来岁，但每天差不多有十几个小时都待在空调房里面办公，运动几乎是没有的，也不爱喝水，正常情况下三天排便一次，有时候一个礼拜都没有大便，虽然也有便意，但是排不出来，下腹胀得难受。这导致他皮肤特别糟糕，胃口也不好。

他来找我的时候，用他自己的话说就是"苦不堪言"。我诊断以后，先给他在背上的奇脉刮痧，以便疏通全身气血，然后让他翻过身，做10分钟的顺时针揉腹。

揉腹这个动作也不是随便揉揉就完了，要将两掌重叠，扣于脐上，稍加用力，沿顺时针方向摩揉全腹，注意力度要渗透进腹腔，令肠道能跟随手掌在腹腔中震动，这样才能促进肠道蠕动。揉腹的时候一定要按顺时针方向揉，因为肠的走行就是这样的，要是方向反了，就等于把便块往回推了，就会适得其反。

最后用指腹按揉他肚脐周围的天枢、大横，以及手臂上的支沟、腿上的足三里这四个窍穴，每个窍穴按揉 5 分钟。支沟穴是治疗便秘的特效穴，效果比腹部窍穴好得多。

这三个步骤除了背部的奇脉刮痧自己不便操作外，揉腹和按揉窍穴都是自己就可以在家里操作的。没事的时候，就可以做一做，没有什么时间限制。

支沟是缓解便秘的特效穴，再配合天枢、大横、足三里，可有效治疗顽固性便秘。

我一边按揉一边问他："你上厕所的时候一定很费力气吧？"他说："不瞒您说，我感觉每次上厕所就像女人生孩子似的，那个痛苦呀。"我笑笑说："那我告诉你个窍门吧，保管你下次就痛快许多。排便的时候，你脚尖用力，就像用脚抓地一样，这个动作能调动经过脚部的奇脉，还能带动腹部的肌肉，通过肌肉收缩能把便挤压出去，还能固肾。回去试试看吧。"

刚做完刮痧，他就感觉到了便意，排出了宿便。他特别高兴地跟我说："畅快多了，以前都特别疼，我都怕得痔疮。"

我说："你一周排一次，便质肯定坚硬，当然不好排，如果能按时排便的话，还没等它干结就出来了，自然不费事。"

我告诉他，回家以后，一是要养成定时排便的习惯，早上 5 ~ 7 点是最好的排便时间。因为这是大肠经开经的时间，要排便、排废弃物，因此最晚在早上 7 点。早餐记得一定要吃，而且要在 7 点半之前吃，但不能吃太硬的食物，要吃软一点、有营养的东西，否则小肠就会吸收大肠内的宿便，加重便秘。还有一点，就是多喝水，多运动。

东南亚一带的穆斯林出现便秘的时候，他们会用香蕉蘸野生蜂蜜吃，而阿拉伯穆斯林则喜欢用麻油加柠檬汁饮用，叫做柠檬清肠饮。

这两个方法经过我的实践表明，都是很有效的，而且取材很方便。香蕉蘸蜂蜜就不用说了，只要选择金黄色的成熟的香蕉即可。柠檬清肠饮的做法也很简单，就是取一两个柠檬带皮榨汁，兑五分之一的麻油或橄榄油，喝完以后一定多喝些清水。这个是极好的清肠饮料。

因为这个患者的便秘情况很严重，我也把这两个方法推荐给了他，他对香蕉蘸蜂蜜比较感兴趣，就每天早晨吃一次。我刚给他调理了三次，再加上他在家里自疗，一周以后，他就可以每天正常排便了。我再三叮嘱他一定要多喝水，多运动，多揉腹。

我们汤瓶养生功里面有两个动作，对改善便秘效果也很好，首先一个是鼓腹，就是腹式呼吸。呼吸的时候感觉小腹也在顺着呼吸起伏，吸气的时候小腹鼓起来，呼气的时候，小腹瘪下去。

这个腹式呼吸能加大膈肌的上下运动幅度，同时还能增强腹部肌肉的收缩能力，所以就对腹腔器官有按摩作用，可促进胃肠蠕动，加强对食物的消化吸收，从而相应增强对全身器官的营养供应，促进整体功能。鼓腹之后再用十指敲打腹部，也可以促进大小肠蠕动，有利于排便。

第二个动作就是拔跟提气。这个动作看上去很简单，但是做的时候，我们全身也在运动。整个腰、胯、肩、膝全部在运动，对内脏本身就是一种按摩，最关键的是它直接作用于我们的肛周肌肉，让它的收缩能力更强，肌肉强健了，就能轻松地把粪便挤压出去。

如果是胃肠虚弱的老年人，更要坚持做这两个动作。他们的肠道运动能力很差，人都七八十岁了，肠也这么大岁数了，所以就要人为地帮助它一下，除了多吃纤维类食物，实在憋得难受的时候就吃点香蕉蘸蜂蜜或者喝杯柠檬清肠饮吧。

药补不如食补，食补尤重汤补

大家别看汤的样子似乎不怎么起眼，和那些样式好看的菜肴无法相比，但汤里面却蕴藏着丰富的营养物质，在熬汤的过程中，各种食物的营养成分都会渗入到汤中。可以说，汤是人们所吃的各种食物中最鲜美可口、最富有营养和最容易消化的。

我们回族人向来重视喝汤的习惯，我前面说过的粉汤就是回族人必不可少的一道日常饮食。此外，在我们回族民间还有很多汤补的方子，像我前面已经详细说过的芹菜黄豆汤。不同的汤有不同的食补功效，下面我再给大家介绍一些汤瓶八诊中的汤补方子，这些方子都是我多年来用心收集的汤品，读者可以根据自身的情况，选择其中的汤品烹调食用。

黑豆枣杞汤

原料：黑豆60克，小红枣12枚，枸杞子10克。

做法：将上三味同置沙锅内，加水适量，文火煎煮，至黑豆酥即可。日服一剂，分两次服用。

功效：补益心脾，滋肝养肾。

苁蓉豆豉汤

原料：干豆豉200克，萝卜100克，肉苁蓉15克，小芋头350克，豆腐400克，葱花5克，精盐3克，胡椒粉1克，小鱼干适量。

做法：先将苁蓉用小文火煎60分钟，待药汁有4杯时，离火去药渣留汁，再加入少量小鱼干，煮成汤备用。另将豆豉压碎，萝卜和小芋头切丝备用。再将苁蓉汤放入铝锅内同压碎的豆豉同煮，煮沸后即将切好的萝卜及芋头放入。再沸时将豆腐切成小块放入，用精盐调好味，煮至豆腐浮上来时，即可离火。根据个人口味加入葱花、胡椒粉调味。佐与餐食。

功效：补肾益精，润肠除燥，消除疲劳。

枸杞安神汤

原料：枸杞子15克，绞股蓝10克，红枣8枚。

做法：将以上三味洗净，同放入锅内，加水1500毫升。文火煮至红枣熟即可。每晚睡前温服，吃红枣，喝汤。

功效：安神镇静，健脑益智。

杞龙益寿汤

原料：枸杞子12克，龙眼肉10克，制黄精15克，鸽子蛋6个，冰糖50克。

做法：先将枸杞子、龙眼肉、制黄精洗净切碎待用；冰糖砸碎装碗里；锅内加入清水1000毫升中火烧热，加入上三味同煮至开后约20分钟，再把鸽子蛋逐个打破放入锅内，同时将冰糖放入锅中煮至鸽蛋熟即可食用。日空腹服一次，连服7日为一个疗程。

功效：补益气血，调补肝肾，抗衰老。

羊心安神汤

原料：新鲜羊心1个，枸杞子5克，大枣20克（去核）。

做法：先将羊心洗净去除附着物，切片，诸味加水适量同煮40分钟即可。分两次食用。

功效：宁心安神，调补气血。

兔肉补虚汤

原料：兔肉 150 克，枸杞子 15 克，当归、山药、红枣各 30 克。

做法：将兔肉洗净切块，加水适量与诸药同煮至兔肉熟透食用。

功效：补气养血，强身健体。中老年人长期食用有助健康。

羊肉附菟汤

原料：羊肉 250 克，附片 15 克，菟丝子 10 克，精盐、味精、姜葱各适量。

做法：先将羊肉洗净放入开水锅内生余透，捞出放入水中洗净血沫，切成一寸见方，与姜片煸炒微熟，再倒入沙锅内，同时将用纱布包扎好的菟丝子、附片与精盐、姜一起放入沙锅内，加清汤适量。武火烧开，文火煨炖；待肉熟后去除药包，加入味精即可食用。

功效：温补肾阳，补益精髓。中老年人长期食用有助健康。

牛肉苦瓜汤

原料：新鲜牛肉 200 克，鲜苦瓜 200 克，枸杞子 3 克，精盐 4 克，葱姜适量，胡麻油 50 克，肉汤 800 毫升。

做法：先将牛肉洗净下沸水锅余一下，捞出淋净水切成一寸见方待用；再将苦瓜去瓢，用精盐稍腌后放沸水锅中余一下捞出沥净苦水，洗净切条待用；将锅烧热放入胡麻油，加入葱姜煸香，再加入牛肉煸炒至水干，加入肉汤烧煮至牛肉熟，再加入苦瓜条煮熟即可食用。

功效：明目舒肝，清热解毒。

羊脑平肝汤

原料：羊脑 1 个，天麻 10 克，枸杞子 3 克，石决明 15 克。

做法：将上诸味加水适量同煮，以文火炖 40 分钟即可。食用时捞出天麻、决明子。

功效：平肝潜阳，强身健体。

生血牛筋汤

原料：牛蹄筋 80 克，枸杞子 5 克，鸡血藤 50 克，补骨脂 10 克。

做法：将上诸味共放沙锅中，加水 500 毫升，以文火炖煮 50 分钟，至牛蹄筋熟烂即可食用。

功效：补骨生髓，强筋健体。中老年人长期食用有助健康。

苦胆浸绿豆，根治胆囊炎

中国有句俗语——肝胆相照，说得很有道理。一般肝火旺盛，很容易引起胆汁分泌失调。轻者形成胆囊炎，重者形成胆结石，这是现在很常见的疾病。中国这样，外国也同样。

有一次，我到澳大利亚访问，在悉尼有一位华侨跟我一起用餐。他一直坐立不安，时不时要晃动下肩膀。我问他怎么了，他说："背不舒服。"我通过手诊和耳诊，发现他胆囊不好。于是我告诉他说："我可以帮你调理一下试试看。"我拿起餐桌上的调羹充当骨诊棒，在他胸椎旁的奇脉上推了十几下，又问他："感觉怎么样？"他惊奇地说："不痛了。"我告诉他："你去查一下胆。"他说："不用查，我有胆结石。"看来我的判断没有错。

现在由于饮食结构的改变和生活压力的增大，很多中年人都有胆囊炎、胆结石的症状，平时没什么特别的反应，但是过于劳累、生气，或者吃了比较油腻的食物、喝酒之后，会反复出现腹痛，最常见的是右上腹或中上腹部的疼痛，有时候这种疼痛还会向右边的肩膀放射，有人还会有一些恶心的感觉，这个症状虽然不是很严重，但是现代医学并没有一个可以根治的办法。

回族医学认为，胆囊炎或者胆石症，都是由于体内湿热过重，影响肝胆的功能，所以治疗胆石症有一个根本原则，就是要清利湿热。而现代医学只看到了胆石症和胆囊炎这个现象，不能从根本上截断湿热的来源，所以治疗起来，只能是对症支持，找不到根治的办法。

当时，我给那位华侨介绍了一个回族的偏方，这个方法经过一千多年的实践证明，治疗沙形的胆结石及胆囊炎的确有奇效。

在中国宁夏、甘肃、河南一带，很多回族老人把宰后的黄牛取苦胆一个（要新鲜的），然后将绿豆装入苦胆内（装满为止），放在通风阴凉处阴干（估计需三个月左右），待胆汁被绿豆吸干后用刀将苦胆剥开，豆子再晾干，然后就可以服用了。前七天每日服两次，每次服10粒，七天后，每日服两次，每次服15粒，一疗程后可做检查，胆囊炎的症状会得到改善，还可排除胆结石，如未排尽可再连续服用，到排完为止。

绿豆可以清热祛湿，夏天的时候，大家都喜欢喝绿豆汤，就是这个道理。我们的体内，气机要有升有降，才能保证身体的正常，如果一直保持夏天这样的状态，肝胆的气机就过于向上，不能向下，就会导致一些代谢产物不能及时排出体外，时间久了，也就形成了结石或者胆囊炎，这时候用一点绿豆，就能改善这个问题。

我们知道，牛黄是一味名贵药材，牛黄就是在牛胆中形成的。牛黄能够清热解毒，牛的胆汁当然也可以清湿热，加上胆汁是液体，流动性很强，胆石症就是因为结石排不出去，用液体的药物，更有利于胆汁的排出。

最后一点，不管是中医还是回族医学，都讲究取类比象，胆囊炎也好，胆石症也罢，都是胆里面太热，现在把牛胆挂在阴凉的地方阴干，可以取这个阴气来清热，这么几个因素加在一起，这个办法能有效就是理所当然的事情了。

同时可通过末梢经络根传法，对太冲、足三里、内关和公孙穴进行按揉、推压，每个穴位按揉200下，也会改善因为肝火旺盛虚火上行而引发的头晕咽干，呕吐酸水及苦水。

我回马来西亚半年后，他专程来吉隆坡找我，并送给我一粒澳洲的宝石——澳宝，以示答谢。他告诉我，按我的方法做了以后，后背再没有疼过。但我还是建议他再去复查。这种方法只对沙形的结石有效，如果结石太大，我还是建议去医院治疗为妥。

八宝养肾汤，滋养先天之本

三木一郎是个年过花甲的日本商人，事业做得很成功。但他年纪大了以后，身体越来越差，现在已经把生意交给儿子打理，自己到处求医问药，但效果一直不太明显。

后来经过朋友介绍，他请我帮他调理身体。我一见到他，就感觉到他是一个很虚弱并且夹杂很多病气的人，他面色青白无光，人也很瘦，脱发情况比较严重。经过问诊我才知道，原来他母亲45岁才生下他，所以有些先天不足，出生后刚好赶上日本二战刚结束的那段艰难岁月，营养也没跟上，所以从小到大，身体一直不好，一年到头各种小病不断，整天都感觉手脚冰凉，腰膝酸痛，睡眠质量也很差，而且多梦。

听他说完，我又检查了他的舌苔以及手掌，已经可以断定，他是肾虚。因为肾能藏精，其所藏"先天之精"是人体生长、发育的根本，所藏"后天之精"是维持生命的物质基础。人体的生、长、壮、老、死过程与肾中精气盛衰有关，所以说肾是我们的先天之本。先天不足，就要养肾。

形象地说，肾就像人体的一个炉子，中医常讲——肾为炉，胃为锅。肾气不足会导致肠胃虚寒，也会引发脑供血不足，头晕目眩，四肢无力，精神萎靡。如果不注意肾的护理，一旦患上疾病，就需要调理很长时间才行。

我劝他不要乱吃药了，好好跟着我练习汤瓶养生功，才能从根本上改善症状。为了增强他的信心，我先给他做了脉诊，还给他按揉奇脉，我给他按得比较仔细，大约用了40分钟才做了一遍。

这时候三木先生感觉身体从来没有这么轻松过。我就对他说，这是我用脉诊帮他调理了身体，但这一次不能解决根本问题，等过一段时间，他的症状又会回来，要想根治，必须坚持每天练汤瓶养生功。除此之外，要时常喝八宝养肾汤。取肉苁蓉、苏木、赤芍、白芍、桑葚、胡桃肉各15克，川芎9克，黑芝麻25克，用这些材料煲汤，早晚各喝一次，30天一个疗程，不但养肾益精，还能补气活血。

第二天三木先生就回国了，三个月后他特意来谢我，他此时看起来和上次明显不一样了，我感觉他的气场已经和一般人差不多了，还特别送了一个匾给我，写的是"汤瓶八诊，健康伴侣"。

养肾是一个综合性的话题，很多回族人到老年精神也都很饱满，说起来他们的保健方法其实也非常简单。我常讲回族是将保健与生活融为一体的民族，在养肾方面，就更说明了这个问题。

我以前说过，人体分三节四梢，其中发为血梢，齿为骨梢。牙口好坏与肾脏有直接关系，因此，回族人自小就非常强调护牙。早上起来出恭时要紧扣牙关，漱口后两牙要轻轻相叩30~50次，每晚睡前必须严格清洁牙齿，上床后通过练汤瓶卧功达到养元固本的目的。

对于免疫力低下的人，尤其是先天不足的，除了每天叩齿、练习汤瓶养生功，也要注意营养的补充与调理。但体质不好的人往往会进补太过。我们可以想一下，身体虚，全身脏腑的功能就多少都有问题，脾胃的吸收一定也不是很好，在这种情况下如果只吃所谓有营养的东西，不但吸收不了，还会给身体带来负担。所以进补的时候一个是不能挑那些补力太大的，还有就是不能一次补得太多，要长久地，慢慢地调理。

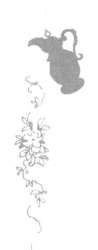

第 六 章

饭吃八分饱，到老肠胃好
——回族节食养生之道

我们回族人是信奉伊斯兰教的，教义要求我们要封斋、礼拜及洗大小净等，其实这些不仅仅是宗教礼仪，更是极好的生活习惯。比如封斋不但能抑制人的欲望，规范人的言行，使人知足，感恩，珍爱食物，杜绝浪费，更重要的是，封斋有类似于饥饿疗法的作用，斋戒就是给肠胃作一次彻底清理，可以清除、减少滞留在肠腔内和血液内的有害物质，增加胃肠道的消化、吸收和排泄能力，从而达到肠清、胃洁、血纯、体健，起到预防糖尿病、冠心病、脂肪肝等疾病的作用。

回族斋戒养生法

大家都知道，我们回族人是信奉伊斯兰教的，教义要求我们要封斋、礼拜及洗大小净等，其实这些不仅仅是宗教礼仪，更是极好的生活习惯。

封斋又名斋戒，是阿拉伯语"索姆"的意译。伊斯兰教历二年八月由先知穆罕默德依据《古兰经》启示，宣布每年的伊历九月（赖买丹月）为穆斯林的斋月，凡成年健康且理智健全的穆斯林男女都必须在此月封斋，从每天黎明前一直到日落，戒除饮食、房事及一切邪念与罪恶。

斋戒是伊斯兰教的五项基本功课之一，《古兰经》说："你们斋戒，是对你们更好的。"除了宗教意义之外，斋戒还能抑制人的欲望，规范人的言行，使人知足，感恩，珍爱食物，杜绝浪费。更重要的是，封斋有类似于饥饿疗法的作用，有利于人体消化系统的新陈代谢，使肠胃减负与获得合理的休息，不致因机体过分疲劳而导致衰老和疾病。斋戒就是给肠胃作一次彻底清理，可以清除、减少滞留在肠腔内和血液内的有害物质，增加胃肠道的消化、吸收和排泄能力，从而达到肠清、胃洁、血纯、体健的目的，起到预防糖尿病、冠心病、脂肪肝等疾病的作用。

我们回族人，自古就很重视封斋节食的益处。元代诗人张昱在描写大都（现在的北京）回民封斋时的情景说："花门齐候月生眉，白日不食夜饱之。缠头向西礼圈户，出浴升高叫阿敏。"诗中描述了穆斯林封斋、礼拜、沐浴的场景。

清末著名的民族英雄林则徐被贬新疆的五年中，写了许多反映穆斯林生活的诗，其中，有一首写斋月生活习俗的诗，诗中写道："把斋须待见星餐，经卷同翻普尔干，新月如钩才入则，爱伊谛会万人欢。"诗中把穆斯林封斋、开斋、庆典大会都作了精辟的概括，不熟悉边疆穆斯林生活的人，是写不出这样的诗句的。

千百年来，回族人民一直坚持着一年封斋一个月的传统，在健康方面取得了引人瞩目的成就，据国际自然医学会的调查，世界四大长寿区有三个都在穆斯林居住的地区。它们是阿塞拜疆、巴基斯坦的埃尔汗和中国的新疆。健康调查报告还显示，在同一个国家或地区，穆斯林一般比其他民族的身体素质好，平均寿命长，中国信仰伊斯兰教的各族穆斯林的人均寿命情况就是一个很好的实例。

斋戒的主要特征是定时节食，是人类历史上最古老的养生法。在自然界，许多动物在患病时都会停止饮食，休养生息，最终自动康复。人类也有这样的本能，有些病，在床上躺几天休息一下，就会不治而愈。有些朋友可能会怀疑，斋戒要忍饥挨饿，难道不会影响身体的健康和发育吗？我可以负责任地说，这种担心完全没有必要，斋戒不仅在精神和道德方面有许多教育意义，它对人的身体健康还有许多裨益，可以说斋戒是一种极好的养生锻炼方式。

有一年，我身体状况不太好，总感觉浑身乏力，还有些便秘。正好到了斋月，我就和家人一起斋戒。刚进行到一个礼拜的时候，我就感觉到体内潜在的各种能量被激活了，身体特别轻松，头脑也很清醒，七天的饥饿把我的亚健康状况一扫而光。我没有服用任何药物，只是遵循真主命令的斋戒，就找到了健康的金钥匙。

现在健康问题大多数都是饮食原因造成的，饮食供应太丰富了，但人们缺乏相应的营养学知识和保健知识，饮食没有规律，营养过剩，健康每况愈下。最常见的疾病就是动脉粥样硬化、高血压、高脂血症、冠心病、糖尿病等。这些都与饮食有关，都属于可以预防的疾病。斋戒就是最好的处方，但不是说一定要节食1个月，要具体问题具体分析。

先要诊断病情、分析病因，然后才能制定出一个对症的节食方案。

例如节食多久，节食的时候是否要采用按摩、刮痧等方法，并结合运动及药物的使用，节食期间的禁忌等。

节食或斋戒的主要功能就是清理肠胃、软化血管。肠胃和血管就好比一座城市的下水道，需要经常疏通，一旦堵塞，整个城市就会一片污臭。而斋戒这种疏通方法是最简单、最安全的，有病可以治病，无病可以保健，对正常人来说绝无害处。

这也和现代医学的认识不谋而合。现代医学认为，节食可使机体免疫力在老年时仍保持旺盛，使免疫中枢器官——胸腺的定时紊乱得以推迟，从而延缓衰老。而日本的研究学者也得出结论：节食对胃下垂、慢性胃炎、溃疡病、结肠炎、哮喘、糖尿病、高血压、动脉硬化、心脑血管病、肥胖症及习惯性便秘等疾病都有很好的疗效。

需要指出的是，想通过斋戒达到保健治病的目的，还需要从精神上予以配合，在斋戒时要排除一切杂念，让心情尽可能地平和。如果达不到一个普通穆斯林守斋戒那样虔诚的心理境界，效果就会大打折扣。

第六章 饭吃八分饱，到老肠胃好——回族节食养生之道

饭吃八分饱，切忌暴饮暴食

为了维持生命，我们每天都必须摄入一定量的营养元素，如蛋白质、脂肪、糖、维生素、无机盐等，但是对任何营养的摄入都不能太多，暴饮暴食一定会损害肠胃的正常运转功能。我们回族的节食俗语"饭吃八分饱，到老肠胃好"讲的就是这个道理。

我记得在报纸上看到过这样一个趣闻。说英国有一位农民叫托马斯，他活了 152 岁，可以说是世界上最长寿的人，他被媒体发现后，英王特意召他进王宫传授长寿之道。但令人意外的是，在王宫里没待几天的托马斯居然突然去世了。后来，当医生解剖他的尸体时，发现他的各个器官并无任何衰老征象，死亡原因在于他在王宫每顿都是大吃大喝，结果因为暴饮暴食导致了他的迅速死亡。

西方医学家也做过这样的试验：将年龄相同的小白鼠分成两组，一组暴饮暴食，他们的寿命为 1 年，另一组每顿只喂七八分饱，寿命为两年。由此可见，节制饮食，每顿吃八分饱的确可延年益寿，减少疾病的发生。

关于节食，我们回族医学也早有研究。很多回医典籍都大力倡导"饮食有节"，而回族老人多长寿的秘诀之一也正是饮食有节。当然，"饭吃八分饱"只是个宽泛的概念，其中的度一定要把握好，因为太少不能满足身体对营养的需求，太多则又可能损害身体健康，所以勒紧裤腰带和吃撑了还继续吃的做法都是有害无益的。

那么，该怎样把握这个度呢？吃到八分饱就是感觉自己还能再吃一点食物时立即停止进食的一种吃法，也就是说比全饱稍微少吃一些。如何把握必须依靠自己的感觉，因为每个人的饭量都不一样，有些人吃一

汤瓶八诊

非药物自然疗法

点东西就感觉饱了，而有些人要吃很多东西才会感觉到饱。吃饭时，可根据自己的经验，控制好食量，在感到稍有饱胀感时应停止进食。

下面，我再给大家谈谈"饭吃八分饱"的具体益处。

首先，饭吃八分饱有益大脑健康。饭只吃八分饱的最大"受益者"应属大脑。如果每顿饭都吃十分饱，就可能引起大脑反应迟钝，加速大脑的衰老。另外，吃得太饱后，往往容易陷入嗜睡状态，这是因为饱餐后，人体的血液都流到胃肠系统帮助消化，从而导致大脑缺血。医学研究还表明，如果吃得太饱，一种名为"纤维芽细胞长因子"的物质会在人的大脑中迅速生长，这种物质会引起脑动脉硬化，而脑动脉硬化是老年痴呆症的诱发因子，因此，平日每餐只吃八分饱，可益智延寿，有益大脑健康。

其次，饭吃八分饱能够减少脂肪肝的发生。脂肪肝是现代社会比较常见的疾病，是肝硬化的前奏，人为什么会患上脂肪肝呢？主要就是因为肝脏中脂肪增多。在日常生活中，导致脂肪肝的一个主因就是每顿饭都吃十分饱，从而导致营养过剩，脂肪增多。所以，为了保护肝脏，最好每次吃饭只吃七八成饱，尤其是对中老年人来说，更应如此。

再次，饭吃八分饱可有效延缓衰老。虽说人体衰老是所有人必经的过程，但衰老的时间和速度会受到多种因素的影响，而营养就是其中最重要的一种。为了维持生命，人们需从食物中获取各种营养物质，也就是所谓的能量。如果人体消耗的能量与摄取的能量能长期保持平衡，人体就会处于一种健康状态。相反，如果长期消耗的能量大于摄取的能量，则会出现体重减轻、身体消瘦、免疫功能下降等症状，且极易导致疾病的发生，而如果长期摄取的能量大于消耗的能量则会导致体内能量过剩，将出现脂肪堆积，身体超重，甚至因肥胖而患上各种慢性病。由此可见，能量的过少和过多都会有损健康，加速人体衰老。

最后，也就是我们回族人节食俗语所讲的道理，饭吃八分饱有益于肠胃的健康。饭吃八分饱的感觉是最舒服的。因为在吃饭后，人们身体中的大部分血液会集中到肠胃来帮助消化吸收，而在此期间大脑是处于缺血缺氧状态的。假如暴饮暴食，不自觉地为自己加餐，吃到十成饱，或者说一餐吃了相当于 2～3 餐热量的食物，那么势必给肠胃造成负担，从而引起肠胃的病变，严重的话，甚至会引发死亡，"撑死"的说法虽然稍显夸张，但也不是没有可能。

夜饭少一口，活到九十九

我们回族的老人几乎都不吃夜宵，"夜饭少一口，活到九十九"是很多回族长寿老人的口头禅。

现代社会，人们生活节奏快，很多人早饭和午饭吃得很随意，可一到晚上，就会给自己准备一顿丰盛的大餐。我在这里告诉大家，这是非常错误的做法，晚上少吃才有益于健康。因为晚上吃完饭了，离休息的时间就不远了，《内经》中说"人卧血归于肝"，也就是说，晚上休息的时候，血都运行到肝上去"帮忙"了，这时脾胃的气血自然也就少了，气血少了消化能力自然就会下降，这时吃东西的话就不容易消化，会堆积在人体内，这样的后果不仅影响身体健康，还会慢慢地变胖。

晚餐不仅要少，也不能吃得太晚。我国古代医典中说"夜半之食宜戒，申酉前晚食为宜"，说的就是半夜里不应该吃东西，晚饭时间最好在申（下午 3 ~ 5 点）、酉（下午 5 ~ 7 点）以前。这一说法与我们现在大多数人的晚饭时间是一致的（下午 6 ~ 7 点）。

晚饭为什么不能吃得太晚呢？这是因为吃得太晚，又很快就睡觉，缺少活动机会，脾脏也进入休息状态，不能正常地运转消化食物，就会引发各种各样的疾病。我们回族的养生俗语"饭后就睡觉，犹如吃毒药"说的也正是这个道理。

另外，吃得过多或过晚对睡眠也极为不利。《内经》中就有"胃不和则卧不安"的说法。意思是说肠胃不和，睡觉就不会安稳。而夜食过饱过晚正是导致"胃不和"的主要原因之一。因为过多的食物会使脾胃充盈胀满，而在这种状态下又无法很快消化这些食物，自然就会辗转反侧，难以入睡。我认为，"夜食"可以和"夜醉"相提并论，都会导致众多疾病的发生，所以必须尽力避免。"夜饭少一口，活到九十九"就是针对这一点来说的。

晚饭的种类也应有所选择，不宜吃辛辣热性的东西，如葱、蒜、姜等。因为"辛气归目"，这些辛辣食品不利于人的眼睛。肉食以及一些辛热食物一般属于"厚味"，即使在平时，也应该少吃，晚餐就更应该注意少吃这些厚味了，应该以清淡爽口为宜。

至于经常吃夜宵的坏处就更多了，少吃或不吃夜宵对身体健康有重要意义。如果因为工作或者别的原因，晚上确实需要补充营养，那么最好选择碳水化合物，即淀粉和糖类。因为这类食品会间接地改善脑的化学反应，令身体分泌胰岛素，从而发挥镇静安神作用，对失眠者尤为有益。

具体来说，经常吃夜宵对人的身体有四大害处。

第一个害处：人体的排钙高峰期常在进餐后 4 ～ 5 小时，如果吃夜宵，那么，当排钙高峰期到来时，人已上床入睡，尿液便潴留在输尿管、膀胱、尿道等尿路中，不能及时排出体外，致使尿中钙不断增加，容易沉积下来形成小晶体，久而久之，就会逐渐扩大形成结石。

第二个害处：夜宵往往都很丰盛，虽然营养很丰富，但如何消化却是个难题。医学研究显示，在吃夜宵时，人往往吃大量的肉、蛋、奶等高蛋白食品，这些食品会使尿中的钙量增加，一方面降低了体内的钙贮存，诱发儿童佝偻病、青少年近视和中老年骨质疏松症，另一方面尿中钙浓度高，患尿路结石病的可能性就会大大提高。如果再加上饮酒，则更容易与酒精脂肪肝结缘。

第三个害处：经常吃夜宵，如果进食的是高脂肪、高蛋白的食物，则很容易使人体内的血脂突然升高。人体的血液在夜间经常保持高脂肪含量，夜间进食太多，或频繁、屡次进食，会导致肝脏合成的血胆固醇明显增多，并且刺激肝脏制造更多的低密度脂蛋白。运载过多的胆固醇到动脉壁堆积起来（包括阴茎动脉），也成为动脉粥样硬化和冠心病、阳痿的诱因之一。同时，因为长期夜宵过饱，会反复刺激胰岛，使胰岛素分泌增加，久而久之，便造成分泌胰岛素的 β 细胞功能减退，甚至提前衰退，发生糖尿病。这些病症均能影响性功能，导致性衰退。

第四个害处：夜宵过饱可使胃鼓胀，对周围器官造成压迫，胃、肠、肝、胆、胰等器官在餐后的紧张工作会传送信息给大脑，引起大脑活跃，并扩散到大脑皮层其他部位，诱发失眠。

第六章 饭吃八分饱，到老肠胃好——回族节食养生之道

多吃蔬菜少吃肉，粗米淡饭能长寿

"多吃蔬菜少吃肉，粗米淡饭能长寿。"这是我们回族人的一个养生口诀，这个口诀可以说是至理名言。长时间以来，我们很多人都以为要吃肉才能得到最好的营养，因此有许多人听到"多吃蔬菜少吃肉"时，第一个反应就是："吃肉有什么不好？成千上万的人都在吃，我为什么要少吃或不吃？"然而，全球健康统计数字不断显示：吃肉最多的国家民族，患病率特别是患心脏病和癌症的比例也最高，而各地吃素的民族患病率最低，这就是多吃蔬菜少吃肉的最有力的证据。

各类蔬菜能营养人体、充实脏气，使体内各种营养素更完善，更充实。要想获得全面的营养，就必须进食蔬菜。现代许多人光吃菜（副食）不吃饭（主食）是不对的，光吃肉不吃蔬菜或多吃肉少吃蔬菜也是不对的。

蔬菜的特点是水分多，维生素多，特别是纤维素多，这是水果所不及的，故吃水果不能代替吃蔬菜。在蔬菜的维生素中，以维生素 C 更为重要，其他食品像肉类可提供其他维生素，只有维生素 C 大多不能提供，而所有蔬菜均含有维生素 C，有的含量还相当丰富，如辣椒、番茄、莴笋、萝卜等，与水果相当，有的蔬菜甚至可当水果吃。

尽管蔬菜有意义重大的营养价值，但可惜的是，很多国人却对此认识不足。

一次，我在上海某著名酒店参加一个很重要的会议，午饭时参加会议的代表一律吃自助餐。酒店的自助餐制作极为精美，品种繁多。鸡鸭鱼肉虾贝，煎炸烹炒凉拌，还有几十种小吃面点，以及多种水果饮料，还专门为少数民族人士设置了进餐专区，条件可以说是非常好了，只是我找来找去，只在几道凉菜中找到了一些蔬菜。

我好奇地问厨师：为什么不制作一些蔬菜呢？负责配餐的厨师告诉我：参加这个会议的都是知名人士，所以餐饮标准很高，我们觉得蔬菜的档次太低，所以只做了两三个凉拌菜。

说来也巧，我的一位朋友曾在2008年做过奥运志愿者，当时他的主要工作是奥运餐饮服务。我当时问过他，奥运供餐都有些什么。他答道，品种很丰富，只是蔬菜非常少，基本上都是鸡鸭鱼肉蛋和各种主食……

由此看来，鸡鸭鱼肉是高档菜，而绿色蔬菜却显得上不了台面，这在大多数人眼里，已经是一个根深蒂固的观念。那么，既然是有钱人，过的是富裕生活，在饮食上自然要少吃蔬菜多吃肉了。这样下去，肥胖率当然会直线飙升，各种慢性病也就相应地尾随而至。

全国九大城市的相关调查表明，多吃肉少吃菜，正是促进儿童肥胖的错误饮食习惯之一。而孩子的这种错误饮食习惯大多都是受父母家人影响的结果。

贵肉而贱菜的观念，与我们国家曾经的贫穷生活有关。很多人的食品营养知识相当贫乏，对国际饮食市场更是所知甚少。

说到这里，我想起曾陪同一些外国朋友逛中国超市的经历。面对一块钱一斤的蔬菜，他们露出不可思议的表情：中国实在是最适合健康生活的国家！中国人比我们幸福多了！

外国朋友有这样的感慨不难理解，因为蔬菜的营养价值，以及对于预防各种慢性疾病的重大意义，实在是太突出了。在欧洲国家，一些一般性的蔬菜的价格往往一斤都会高达几十元人民币。事实上，外国的蔬菜和中国的蔬菜没什么两样，营养成分也不比中国的蔬菜高多少。这其中一个重要原因就是人家对蔬菜的营养价值有很高的认识。

相比之下，肉类食品在我们看来似乎很高档，在西方却相对廉价。比如汉堡包之类在外国的价格都非常低，远不及蔬菜。所以，很多留学人员在回国时，都要大吃特吃蔬菜。

许多人以为，价格低的食物营养价值一定也低，昂贵的食物则一定物有所值，这其实是"不买最好，只买最贵"的暴发户思维方式。食物的营养价值和价格毫无关系，因为价格只与市场有关，而营养价值则与人体需求有关。所谓食物是否高档的观念，完全来自社会经济和心理因素，与科学理性毫不相干。所以说，有蔬菜的生活，才是健康的生活。

水果虽助节食，不可盲目信奉

水果含有丰富的维生素、微量元素和食物纤维，还有一部分植物蛋白质，可辅助主食，从而提供更加全面的营养。食用水果的主要目的在于补充另外三类营养素，即水、维生素和微量元素（矿物质）。而所有水果均含有维生素 C，其中红枣、广柑、橘子等含量还相当丰富，所以水果被认为是人体获取维生素 C 的重要来源。

营养学家提出，餐前半个小时进食水果对于身体营养吸收更有好处。在餐前进食水果可以防止进餐过多导致肥胖。这是因为水果中含有大量的果糖和葡萄糖，可以快速被机体吸收，提高血糖浓度，降低食欲。水果内的粗纤维还可以让胃部有饱腹感，可以有效辅助节食。

我们回族人一直都很喜欢吃水果，回族美食中就有历史悠久的回民果碟，它是我们回族人在招待客人时最先端上桌的"开胃碟"。如果是重要的客人，还要摆上 9 ～ 13 个种类的果碟，称为"九葵十三花"。回民果碟一般以盘子盛装，用筷子夹食，里面放有干果或切成牙或瓣状的鲜果，例如葡萄干、杏脯、杏仁、核桃仁、苹果、梨、红枣等。红枣色亮味美，具有养血补气的作用，核桃仁则能健脑益智，苹果中含有丰富的维生素……这小小一盘果碟可谓营养齐全，在餐前食用更利于人体吸收，是非常科学的饮食习惯。

在切水果的时候，我们回族人还会讲一些祝福的话语，因为在我们回族人看来，果碟还是吉祥之物，吃后能消除百病。根据盛放的果品鲜干程度，回民果碟还可以分为干果盘和鲜果盘。干果盘在制作时，要先把各类果品洗净浸泡，等一段时间后再捞出，撒上白糖，使其味道更加甜美。

令人遗憾的是，因为制作工艺和程序比较麻烦，回民果碟这道美食已经很少能见到了。

　　水果虽然营养丰富，功效诸多，但在吃的时候也是有些宜忌的。一到夏季，便是榴莲热销时。我认识一位女士，她十分相信民间所谓的"一只榴莲三只鸡"的说法，于是趁着榴莲上市一阵猛吃，心想这下可以好好补补身子了，不料，没过几日，这位女士就出现口腔溃疡、便秘、发热等诸多不适，到我这里来诊治，才知道是盛夏时节榴莲吃多了上火所致。

　　人的体质有寒热之分，水果按其食物属性也可分为热性、寒性和中性。榴莲、荔枝、菠萝、龙眼、水蜜桃等热量高、糖分高的水果性温偏热；奇异果、西瓜、香瓜等热量低，富含纤维，含脂肪和糖都少的水果，属于寒性水果；苹果、生梨、葡萄、香蕉等水果，则属于比较温和的中性水果。

　　从回医的角度看，吃水果也要讲究阴阳调和，体质偏热的人应多吃凉性水果，偏寒的人就应多吃温性水果，阴阳调和、体质不寒不热的人不管吃哪类水果，只要不过量，一般都不会影响身体健康。

　　需要注意的是，一些女性朋友片面地认为正常的饭菜是致胖的祸因，并视水果为美容减肥的法宝，认为"夏天三餐水果，美容纤体两相宜"，于是趁着夏天胃口不佳，刻意减少饭菜摄入量，而以水果代之，时间长了，身体状况明显下降，出现头晕眼花、疲惫乏力等营养不良症状。在这里提醒那些爱美的女性朋友，水果虽然的确有辅助节食的作用，但饮食应以营养均衡为首要原则，不可盲目信奉"水果餐"，否则会损害身体健康，而且，一些水果其实属于高热量食物，吃多了反而会起增肥作用。

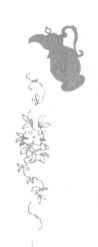

第七章

没有长生不老药，却有延年益寿茶——回族茶疗养生秘诀

我们回族人非常注重饮茶，有句俗语说："宁可三天不吃饭，不能一日不喝茶。"原因就是我们回族人喜欢吃牛羊肉，难免油腻，而茶具有解油腻、助消化的功能，通过多种原料的搭配又可以治疗其他疾病，一举两得。在长期的生活实践中，我们也总结出了一套具有本民族特色的饮茶养生之道。宁夏回族人最爱喝八宝茶，一般是由八种材料冲调而成，可以根据个人喜好和身体需要随意加减。但是不管怎么搭配，八宝茶里面都少不了两样重要的东西，就是大枣和枸杞。

回族汤瓶八诊中的茶疗

养生保健并不是一朝一夕的事，而回族群众在日常生活中就融入了养生保健的内容。比如穆斯林的一天"五功"，不仅仅是宗教信仰，也是一种运动，于内可以平心静气、修身养性，于外可以运动肢体、促进血液循环。

汤瓶八诊是我们回族一项历史悠久的保健疗法，至今已有1300多年的历史，它包括两大体系，内病外治非药物疗法和内病外治药物疗法，而回族茶疗和食疗本身对促进健康、防治疾病就非常有意义。所以，汤瓶八诊理疗养生一直将它们视为重要的配合疗法。

回族人非常注重饮茶，宁可三天不吃饭，不能一日不喝茶。这是因为回族人喜欢吃牛羊肉，难免油腻，而茶具有解油腻、助消化的功能，通过多种原料的搭配又可以治疗其他疾病，这么好的方法，当然就很容易推广开。

宁夏回族人最爱喝八宝茶，一般是由八种材料冲调而成。我的父亲就有喝八宝茶的嗜好，早晚无事时，他的手里总会端一碗盖碗茶，慢慢品饮，所以他在年逾八十时，依然没有特别衰老的气色，反而长出了新牙，这件事当时传为美谈。当别人问他长寿的奥秘时，他用自己的切身经历告诉人们这是长期坚持饮用八宝茶的结果。其实不仅是我的父亲，许多回族长寿老者的养生奥秘，几乎都与长期饮用八宝茶有不小的关系。

有很多人问我这八宝茶究竟是哪八种宝贝，这很难讲，因为八宝茶其实没有固定的配伍。一般会有菊花、桂圆、红枣、枸杞、芝麻、葡萄干、核桃仁、冰糖等。

芝麻，味甘性平，能补血、润肠、通乳、增智、养发。《五服经》

说："服之不息，可知万物，通神明。"对增强记忆力，提高思维能力功效显著，确有青春常驻的功能。

红枣，维生素 C 相当丰富，每百克含量高达 540 毫克，素有"维生素 C 丸"之称，有了它大脑才能机敏灵活。《食物本草会纂》说："久服轻身延年，补中益气，坚志强力，除烦闷。"

桂圆有滋补营血、安神养心、补灵长智、开胃养脾的功效。《神农本草经》说："可治五脏邪气……久服强魂聪明，轻身不老，通神明。"

核桃仁的营养价值比鸡蛋、牛奶、瘦肉都高，经常在茶水里泡核桃仁，对增强记忆力，保持旺盛的精力大有益处。

八宝茶可以根据个人喜好和身体需要随意加减，好比说你想补血养颜和补益气血，就可以多放点红枣、枸杞、桂圆，以它为主体，再放别的。如果你血压高，里面就放点决明子，再稍微放一点盐，可以使你的血黏度指标下降。就是说茶里面有八种东西，但是不管怎么搭配，回族人这个茶里面都少不了两样重要的东西，就是枣和枸杞。

宁夏人喝八宝茶一定会放枸杞，宁夏枸杞是驰名中外的滋补佳品，有滋肝补肾、生精益气、补虚安神、祛风明目等功能。冬天在茶里加入酥油，还可润肺化痰，治疗支气管炎、哮喘。所以常喝八宝茶，可以驱寒健胃，提气补脾，明目清心，延年益寿。

除了原料的搭配，回族老人喝茶还有特定的三部曲——嗅、品、饮。首先，要把碗盖打开，闻一下，热气裹着茶香就会通过鼻腔进入到鼻窦，上升到额窦，对于改善脑部的微循环，防止脑血管的气滞血淤，都有很好的作用。通过这种热熏，还可以提神醒脑，回族老人中风者少得很，我认为跟这个有很大关系。

第二步是品，就是用舌尖点蘸一点茶水，品的目的不是为了尝尝好喝不好喝，只是为了用这一滴水做引子引出自己的津液。津液就是口水，它能"润五官、悦肌肤、固牙齿、强筋骨、通气血、延寿命"。现代医学研究已经证实，口水津液含有丰富的水分、酶、维生素 B、蛋白质、氨基酸、钾、钙以及淀粉等多种有益人体的成分，并具有消炎、解毒、助消化及润肌减肥等多项功能。

那怎么能把津液作为一种药，去激发调动你自身的自愈力呢？你可以分三步下咽，第一步咽到膻中，第二步进入丹田，第三步自我暗示，意念导引，让这股津液通过你两腿的内侧，或者通过异经奇脉，从脚心把体内的病气排出去。

最后一步才是饮用。

这三个步骤就是汤瓶八诊的茶道之精华。

第七章　没有长生不老药，却有延年益寿茶——回族茶疗养生秘诀

茶为万病之药——喝茶的养生功效

茶，不仅是我们回族人的养生秘方，也是大家都很喜欢的一种饮品。所以在了解回族茶疗养生之前，有必要从总体上介绍一下中国茶道。

中国有句老话："开门七件事，柴米油盐酱醋茶。"

鲁迅先生说："有好茶喝，会喝好茶，是一种清福。"

林语堂先生说："饮茶为整个国民的生活增色不少，它在这里的作用，超过了任何一项同类型的人类发明。"

由此可见，茶在中国人的生活中举足轻重。

《茶经》曰："茶之为饮，发乎神农。"相传神农尝百草的时候，有一次吃到一种树叶，下肚后在肚里转来转去，不一会儿，整个肠胃像洗过一样干净清爽，非常舒服。神农记住了它，并给它起了个名字——茶。

古人称茶为万病之药。《神农本草》、《本草纲目》中对茶都有"药用"的记载。那么茶何以被尊为"万病之药"呢？

事实上，人们把茶称为"万病之药"，并非是说茶能直接治好人的每一种疾病，而是从传统中医学的原理去归纳总结茶的医疗保健功效。因为长期饮茶可使人元气旺盛，百病自然难侵，有病自然易愈。

下面我给大家具体谈谈茶的养生功效。

首先，茶可使人健康长寿。"文人七件宝，琴棋书画诗酒茶。"有学者认为，茶通六艺，茶是我国传统文化艺术的载体。孙思邈在《养性》、《补益》等卷中提出："人之所以多病，当由不能养性。"而品茶正是修身养性的最好方法。通过品茶，人们的精神得以放松，心境达到虚静空明，心情感到愉悦，所以可以健康长寿。茶圣陆羽活了72岁，茶僧皎然活了81岁，"五十斤茶"和尚活了130多岁，"不可一日无茶"的乾隆皇帝活了 88 岁，"尝尽天下之茶"的袁枚活了 82 岁，女茶人冰心活了 99 岁……他们都是著名的茶人。

其次，茶可养生健体。从《黄帝内经》的医学理论上说，茶叶可以使人心静，使人精神清爽。可以入肝经，可以清头目，使得耳聪目明，头脑清醒。头晕眼花一般属于肝的病，所以说可以入肝经。同时它还入脾经，所以它能调整消化道的功能，促进消化，强健脾胃。

现代医学、生物学、营养学等对茶的研究也表明，茶叶中具备调节人体新陈代谢的有益成分。茶能抗癌、防衰老的养生功效已经被科学所证明。目前已分析出茶叶中的化学物质多达 600 多种，包括生物碱类、多酚类、矿物质、维生素、蛋白质与氨基酸类等。

最后，茶可修身养性。茶于养生最大的价值，是养性。中国对养性与养气的重视，远甚于对身体健康的重视。养性为本，养身为辅，修养性情才是真正的养生目的。茶道与养生，有一种内在的认同和本质的联系。回归自然、亲近自然是人的天性，茶则是对这份天性的最佳满足。"品茶者，独品得神。"一人品茶，能进入物我两忘的奇妙意境，两人对饮"得趣"，众人聚品"得慧"，茶的心理功效使其成为人们保持身心健康的灵丹妙药。

最后，再说说以茶养生需要注意的事项。

（1）因时而异。春天宜饮花茶和乌龙茶，亦宜饮菊花茶、人参固本茶、玉灵膏茶等。夏天宜饮绿茶、黄茶、白茶、乌龙茶，亦宜饮竹叶茶、荷花茶、山楂茶等清暑化湿养胃茶类。秋天宜饮乌龙茶以及银耳茶。冬天宜饮红茶、乌龙茶和枸杞茶、熟地复方茶。

（2）因人而异。如胃病、高血压、动脉硬化的病人不宜饮用浓茶，孕妇也不宜多饮浓茶，这些都是因为茶叶中含有的咖啡因对这些人群都会造成负面影响。

回族茶文化的历史传承

　　回族在饮食习俗上最大的特点就是喜欢茶，饮茶是回族饮食习俗中的重要组成部分。在回民日常生活中，饮茶已远远超出解渴这一基本的生理需要范围，饮茶可以爽神、消积、化滞、滋补，调节生理机能。

　　中东阿拉伯地区穆斯林日常生活中所饮用的茶一般用的是红茶加上薄荷叶与糖，用小型茶盅盛之，饭后饮用。阿拉伯处于亚热带地区，各种植被与绿色作物因缺水难以大量种植。他们的食物除了从大海中获取之外，主要以肉食为主。饮茶不但可以解腻助消化，还可以补充自身所需的微量元素，有百利而无一害。

　　有一次我到阿拉伯访问，一位麦加的朋友送了我一套茶具及很多阿拉伯茶叶，并教会我泡茶的程序。阿拉伯的茶道也是很讲究的。从泡茶、倒茶、饮茶至结束，非常注重礼仪。但因为只接触一次，加上语言的障碍，未能了解得更深。

　　来自阿拉伯的回族先民对中华茶文化的完善也是有一定贡献的。唐朝时期，丝绸之路开启了中阿商贸交流的大门，当时饮茶、品茶、泡茶已是一种时尚和品位，它可以陶冶情操，修身养性，还有助于健康。那时，回族先民开始了解中国茶道，品饮中国茶，并在中国茶道的基础上在不同的区域又形成了独特的配茶、泡茶、煮茶、品茶的茶文化。

　　到了元朝，回族文化处于最繁荣的时期，其中包括了回族餐饮。在京城也有不少穆斯林同胞开设了茶馆，从事中国茶的经营。还有很多居住在西北地区的回族穆斯林又将南方的茶文化注入了阿拉伯民族的饮茶习惯。除喝糖茶之外，还有衍生传承至今的三泡台、八宝茶。

　　明朝时，回族航海家郑和七下西洋，不但传播了友谊，同时也传播

汤瓶八诊

非药物自然疗法

162

了中华茶文化。伊斯兰教是禁止饮酒的，《古兰经》中明确说，酒是魔鬼，是万恶之源。于是茶成为信仰伊斯兰的民族日常生活中的主要社交礼物、相互交往的饮品。如此，茶文化更快速地在回族群众中得以传播。

但回族先民也保留了阿拉伯民族喜好喝甜茶、吃甜食的传统习惯，在中国茶的冲泡中加入了大量的糖，简称为糖茶。这种习惯至今仍被祖国西部地区的回族家庭所沿用。

除此之外，生活在西北地区的回族，在一年一度的斋月里，每天白天禁止进食，到了傍晚夕阳落山后开始进食前，都会先念《古兰经》经文，然后饮茶顺肠，最后才进餐。同时，在穆斯林神圣的斋月中，对茶的选择是很有讲究的。

人们广泛了解的八宝茶，并非必须用八种材料，八宝只是一个概念。宁夏的八宝茶，主要是绿茶、花茶和砖茶，配上枸杞子、用炭火烘烤过的红枣、沙枣、核桃仁、苹果干、桂圆等。针对亚健康人群，配方中可将上述配料换成决明子、茯苓、人参、胖大海等，可达到降压、消脂等作用。

在中国信仰伊斯兰教的民族中，有一支派非常注重人体身心的修炼。修炼的方法叫"托勒盖体修炼法"。汤瓶八诊保健茶道，就是根据这种方法又吸取中国道家饮茶之道形成了一套饮茶养生的八诊茶道。其方法非常注重两个程序：一是因人而异的八宝配伍，二是严格把控嗅、品、饮用茶程序。实践表明，这种方法对静心、定性聚神、运气、激发自我潜能、修复形神疲劳有非常好的作用。

回族茶的主要种类

信仰伊斯兰教的少数民族中，回族人口最多，也吸收了中华文化的很多精髓。中国回族在不同的区域，又形成了不同的饮茶方式和习惯。主要有以下几种：

盖碗茶。盖碗茶是西部回族群众普遍饮用的一种茶，现在也传播到了其他回族居住的地区。并且，随着祖国对外开放，八宝茶已远销东南亚及阿拉伯国家。在宁夏的回族将八宝茶统称为"盖碗"，在陕西、甘肃一带也称为"三泡台"，民间叫盅子，上有盖子，下有托盘，盛水的茶碗口大底小，大多印有阿拉伯文，精细美观。每到炎热的夏天，许多回族群众觉得喝盖碗茶比吃西瓜还要解渴。在乡村今天还是这样，冬季的早晨，一家老小围坐在火炉旁或火炕上，主妇会拿出头天炸好的馓子、花花、油香，再烤上几片馍馍，沏上一壶八宝茶，让家人慢慢地"刮"着喝。

八宝茶。茶碗中除放茶、红枣、核桃仁、圆肉、芝麻、葡萄干、沙枣、苹果干等提茶香的配料外，枸杞子的比重要大，因长期食用枸杞子可滋补肝肾，益精明目，补虚充精，强身健体。可以根据不同的季节选用不同的茶叶。夏天以来自南方的花茶为主，冬天以来自陕西的青茶为主。有讲究的家庭也备有乌龙茶、毛峰、碧螺春、龙井等名贵茶叶。根据体质的需要还可以选配不同的配料。如高血压、高血脂可以放入一些决明子，如气虚体弱可放入一些人参、黄芪、当归、枸杞子等，如注重清热泻火可另加一些菊花或泡冰糖窝窝茶，如虚寒者可用砖茶加红糖煮泡，如注重消食化积者可用清茶加白糖（另把头天吃剩的食物烧焦碾碎一同和下就可化积食）。

八宝盖碗茶。说的是八宝，八种配料，但料不齐时，也可以三四种

阳瓶八诊

非药物自然疗法——

配料配成"二红茶"（红枸杞子、红枣、冰糖）、"三香茶"（冰糖、桂圆肉、红枣）、"白四品"（用陕青茶加枸杞子、柿饼、红枣），还有"红四品"（用砖茶和红糖加枸杞子、红枣、苹果干、柿饼），也可用绿茶配"五味茶"（加入枸杞子、山楂、红枣、芝麻、姜片），没有八宝，六宝茶、七宝茶都行，灵活掌握。

罐罐茶。也是北方乡村回族家庭较为常饮的一种茶。泡茶所用的茶罐一般是用粗砂黑釉陶或白铁皮卷成。高三四寸，直径约寸半，且底粗口细。饮茶时，先在茶罐里放入砖茶或陕青茶，然后倒上凉水放到火炉上煮，水开熬煮后，将茶过滤到杯内，可不断加水熬。这种茶水色似咖啡，味道略带苦涩，可给人解渴、兴奋之感受。它已成为乡村群众农闲时相互交流的一项重要内容。

烤茶。在西南的云南、贵州、四川一些乡村与城市回民集中的地方，回族饮烤茶也融入了日常生活。所谓的烤茶是先将茶叶放到茶罐里，然后放在火炉上用器具将茶叶烤黄，再冲沏饮用。如能配上一些小茶点，类似馓子、瓜子、果干等，边品边饮，更有一番风趣。

擂茶。擂茶在我国南方一些回族聚居的地方也纳入了日常生活。擂茶的制作主要是用炒熟的芝麻、绿豆、黄豆捣碎，再加茶叶冲泡饮用。南方回族饮擂茶时，和北方回族一样，一般也备有不同茶点。擂茶已形成了一种文化，喝这种茶很有风趣，饮茶者会用小碟子摆成一个字样，好比"真"字等。宾客可将原字拆散，再摆成另一个新字。这种游戏做完后，主人再开始对宾客敬茶、劝茶、聊天。

奶茶。自从伊斯兰教传入中国，穆斯林就不断地吸取其他民族的优秀文化与生活方式。比如奶茶原是蒙古族主要的茶文化，在我国西藏、青海、新疆地区很普及。而经我们回族吸收消化后，就形成了自己独特的煮奶茶的方式。回族饮奶茶除了在煮茶的茶罐内放砖茶外，也根据口味适量加盐，当茶香熬出后再将准备好的羊奶或牛奶一同煮开，并放入一些花椒与香料。待客时再放上一些食物，边吃边饮。

麦茶。麦茶在我国西北一些干旱地区常见。因为干旱地区不出产茶叶，于是农家人就将麦子炒成焦黄色，捣碎或擀碎放入器皿中，略放食盐加水熬煮。麦茶熬成后其味类似咖啡。不但可当茶饮，它还有助于消化。

保健茶。伊斯兰教的宗旨是热爱和平。任何不利于和平的行为都是和伊斯兰教相悖的。《圣训》明确指出："爱国是爱教的一部分。"不管一个穆斯林生活在哪一个国家，首先要热爱你的祖国。同时，伊斯兰教十分注重勤奋好学，《圣训》还指出："学问虽远在中国，亦当往求之。""学习从摇篮到坟墓。"回族只因为好学，不断地总结吸取博大精深的中华养生之道，在实践探索中，不同的区域总结出了不同的保健饮品，也统称为清真茶。以下选择了九种常见的清真保健茶，与读者分享。

双玉茶

原料：白梨及鲜藕各 500 克。

做法：清洗干净，榨汁后混合饮用。分三次喝完。连服三至六天。

功效：清热凉血，生津止渴，适用于口干舌燥，内有积热等症。

三红茶

原料：枸杞子 5 克，胡萝卜 200 克，红枣 12 克。

做法：上述三味加水 1500 毫升，煮取 1000 毫升。日制一剂，当茶饮。

功效：明目益气，理肺健脾，止咳提神。

虹饮茶

原料：中宁枸杞子 5 克，红枣 30 克（将枣核去除），赤豆、绿豆、黑豆各 100 克。

做法：以上所有材料放入沙锅或不锈钢器皿中煮炖至泥状，再加入适量白糖，凉后可放入冰箱做饮料频饮。

功效：强身健体，消脂减肥，清热利水。

舒咽茶

原料：胖大海 10 克，麦门冬 10 克，生地 15 克，藕 200 克。

做法：将四味清洗后，把生地与藕切成片，然后同放锅内，加水 3000 毫升，水滚后，用温火再煮 25 分钟，适量加糖，如忌糖者可直接饮用。

功效：生精润燥，舒咽利喉。

丁香蜂蜜茶

原料：丁香 2 克，蜂蜜适量，陈皮 3 克。

做法：先取温水 150 毫升将丁香、陈皮浸泡 1~2 小时，在煮米饭前多加 2000 毫升水，水开 5 分钟后，将 1500 毫升米汤取出，再把浸泡后的丁香与陈皮连水一同倒入米汤内，水开后，用文火再熬 20 分钟，然后调入蜂蜜，即可当茶饮。

功效：补气益虚，温脾暖胃，提神健身。

平顺露

原料：苹果（去核）、西芹、苦瓜、灯笼青椒、黄瓜各等量。

做法：将以上五样同用搅拌机打成糊状。每天早晨服用一次。

功效：清热解毒，通便除燥。对于内热引起的便秘颇有效。

原蜜饮

原料：天然蜂蜜 30 毫升，鲜西芹 120 克。

做法：将西芹洗净榨汁，加入蜂蜜服，早餐 1 小时后服用。

功效：解毒平压，养肝舒气。

安神茶

原料：百合 30 克，夏枯草 15 克。

做法：将百合、夏枯草同放锅内，加水 2000 毫升，烧开后文火再炖

50 分钟。每日早晚饭后 1 小时各服用一次，分两天服完。

功效：宁神祛燥，补虚疏肝。

参橘养生茶

原料：人参 12 克，橘皮 3 克，紫苏叶 6 克。

做法：将三味放入水中同煮，水开后 30 分钟，凉后去渣过滤取汁，根据口味可加入适量蜂蜜或砂糖。

功效：常饮对补气提神，消胀健胃，生津润肺颇有功效。

回族茶道养生精华

我们回族人不仅喜欢喝茶，也善于品茶。回族人泡茶时，需要先用滚烫的开水冲洗碗具，然后放入茶叶再冲水加盖，泡茶的时间为 2~3 分钟。

待客敬茶时还需要良好的礼节，一般是当着客人的面，将碗盖打开，在碗里放入茶料，然后盛水加盖，再双手捧送给客人。之所以这样做，一方面是表明这碗茶不是别人喝过的余茶，另一方面也表示对客人的尊重。如果家里来的客人很多，主人就要根据客人的辈分和身份分出主次，把茶先捧给主客。

我们回族人喝盖碗茶也非常讲究，首先不能一下子就拿掉上面的盖子，其次不能用嘴吹漂在上面的茶叶，而是应该先用盖子刮几下，"一刮甜，二刮香，三刮茶卤变清汤"，刮几次后，把盖子倾斜，然后用嘴吸着喝。不能端起茶碗接连吞饮，也不能对着茶碗喘气饮吮，要一口一口地细细品饮。

在喝茶时，如果喝完一盅还想喝，茶碗里就应该留一点，这样主人就会给你继续倒水。如果已经喝够了，就应该把茶碗中的茶水全部喝干，用手把碗口一捂，或从碗中捞出一颗大红枣放到嘴里，这样主人也就不再倒茶了。

我们回族人饮茶还十分重视四时适宜。

春天万物复苏，这个时候我们多喝绿茶，除了平时所加的辅料外，还会加些玫瑰花、沙枣花、洋槐花，诸花主升，正合肝之本意。像玫瑰花，疏肝解郁、和血散淤。夏天气候炎热，这时饮茶以性凉之青茶辅以冰糖、葡萄干、酸杏干等，可以解渴消暑、固护阴液。秋天气候干燥，我们会喝绿茶，辅以蜂蜜、核桃仁、芝麻，如此则益于滋润以防秋燥伤肺，避免引起入冬咳嗽之症。冬天天气寒冷，此时饮茶应以养心护肾为主，应多饮热性的红茶，辅以枸杞、圆肉、红枣以及用姜汁炒过的红糖以温补心肾。

茶道重视水质，讲究用山泉水，水质软，不含杂质，清澈甘美，泡出的茶明亮透彻。但现在城市居民很难喝到山泉水了，平时生活所用的自来水多为硬水，其中加有大量消毒用的漂白粉，沏出的茶质量自然好不到哪里去。怎么才能喝到好茶呢？喜欢洁净的回族家庭一般会将自来水贮于缸内，或接放入铝壶中，静置过夜，这样会使漂白粉中的氯气散发，并且可以延长煮沸的时间，以驱散残余的氯气。使用如此处理后的水沏茶，能使茶叶的色香味保持较好，饮之也非常清醇爽口。

总的来说，我们回族饮茶民俗有以下两大特点：

其一，非常重视饮茶的保健功效。在长期的生活实践中，我们回族人通过借鉴、吸收、发展，总结出了有本民族特色饮茶养生之道。调查显示，一些回族百岁老人，他们的长寿秘诀之一就是十分注意配制不同的茶水饮用。比如八宝茶，就非常注重科学配方，是我们回族人最好的养生保健茶。

其二，是非常喜欢喝糖茶，这是我们回族饮茶习俗中的一个显著特点。不论是平时饮茶，还是待客，我们回族人都会在茶叶中配以白糖或红糖、冰糖、方糖等。

不管有粮没粮，一碗油茶充饥肠

油茶，我们回族人俗称"肉面子"或"油面子"。油茶色黄味香，冲后碗内没有疙瘩，入口不沾腭，一般可保存二至三个月不变质，即使在炎热的夏天也不会发霉。

油茶营养十分丰富，含有脂肪、蛋白质、维生素、钙、铁、磷等物质。喝起来清香爽口，补充能量，让人精神焕发。

"不管有粮没粮，一碗油茶充饥肠。"这是我们回族人聚居地区的一句非常流行也非常古老的俗语。在多灾多难的年月里，聪明勤劳的回族人总是用香喷喷、甜滋滋的油茶解饥除饿，治病救命。如今日子好了，但是那滋味十足的油茶依然是我们回族人离不开的饮食。一些回族老人在清晨做完晨礼后，会用一碗油茶下着粑粑或"吹灰点心"（洋芋），以此当做早餐，食后便投入一天的劳作奔波中去。另外，每到冬天来临的时候，我们回族的老人也总会用醇香爽口的油茶来抗寒御冷，滋补身体。

回族人喝油茶的习俗由来已久，在元明两代书籍里记载的回族饮食中就有油茶。忽思慧所著的《饮膳正要》中这样介绍回族油茶："羊油又作油茶，以油煎滚，用面粉炒黄搅入，佐以椒盐葱桂之类，以凝冷成团、收贮。每摘少许，煎汤饮之，冬日最宜，体温而适口。"晚唐大诗人李商隐到武陟喝了油茶，即席赋诗赞曰："芳香滋补味津津，一瓯冲出安昌春。"雍正十三年（1735），雍正帝在河南喝了一顿回族油茶后，赞不绝口："怀庆油茶润如酥，山珍海味难比美。"

因为受各地饮食习俗和各民族传统习惯的直接影响，回民油茶分成了两大派系，即南方清淡型的甜油茶和北方纯荤型的咸油茶。

北方咸油茶的制作方法并不复杂。先准备好优质粉面，然后将羊油切成丁。先将羊油熬化，把面粉炒成橘黄色后搅入熬化的羊油中，拌匀入碗待凝结成油坨以备食用。喝油茶的时候，在碗内或茶缸内放入油坨，然后用滚烫的开水冲入，加入调味品以及葱花、芫荽等，搅拌均匀即可饮用。

油茶很讲究吃法，吃时不用筷、勺等餐具，而是一手端碗沿着碗边转圈喝，这样既不烫嘴也能细品油茶的美味。油茶味道甜美，也可作为早餐或午点，很受回民喜爱。在制作油茶时，条件好的家庭还会在油茶中加入生栗子片、松子仁、胡桃仁、熟芝麻等一些美味干果食品，吃起来色香味俱佳。

南方，像云南、四川一带，喝的油茶一般属甜油茶。这种油茶的做法很讲究，但关键是先准备好材料。事先备好主料面粉（最好是糯米面，玉米面亦可），将其置入铁锅内文火干焙，当面粉焙黄并散出香味，即把切碎的牛羊骨髓油或油渣倒入锅内，继续焙炒，炒至油润酥黄即可。油茶冷却后，装入坛罐内取食。烹制油茶时，将糖放进冷水锅里（不能用开水，那样会烫成僵硬的坨状），随即取少量油面撒入，边煨边用筷子搅动，故称"搅油面"。根据个人爱好，也可与鸡蛋同煮。当糖水煮沸，一锅香甜油润的油茶就做好了。根据个人口味和喜好，也可在冲油茶时加上花椒油、芝麻油、辣椒油、牛奶等。

虽然严格说来，油茶不算是茶，但是我们回族人往往把它当茶喝，同样能喝出情趣盎然的茶意。而且油茶的养生价值也很高，其中含有脂肪、蛋白质、维生素、钙、铁等物质，喝时清香可口，喝后热量倍增，且有健身补脑、开胃宽肠、延年益寿的功效。

想要润肺止咳，就喝黑芝麻杏仁茶

很多人都认为，一个医生高明不高明，主要看他能治好多少疑难杂症。我却不这么认为，我觉得生活中更多的都是头疼脑热的小病，要是哪个医生对付感冒都得一个礼拜，那也别指望他能治什么大病了。

咳嗽就是一种很常见的病，要按中医理论讲的话，病理就很复杂。《黄帝内经》说："五脏皆令人咳，非独肺也。"就是说咳嗽不光和肺有关，和其他五脏六腑也有关系，这种说法虽然有道理，但对普通读者来说，如果不是专门学医的反而越弄越糊涂。

多年前我还在宁夏回民医院工作的时候，曾有一位久咳不愈的老乡来找我。他50岁上下，但看着好像60多似的，面色黧黑，皱纹堆积。说话的时候他一直咳，咳得好像要背过气去，脸憋得紫里透黑。

我说："老乡，这么热的天，你怎么还穿这么厚的裤子啊？"

"唉，怕冷，腿怕冷，年轻的时候冬天也水里冰里地干活，老毛病了。"

我又问："你这咳嗽也是老毛病了吧？"

"是啊，十好几年啦，也治过，没啥效果。也在大医院看过，不过没拿药，太贵。"

每当看到这样的老乡来看病，我心里都不是滋味。他们累了大半辈子，却把小病拖成了大病，把急症拖成了顽症。

我了解了他的情况，就跟他说："老乡，你这是累的啊，身体寒气也太重。"

他很不解："不是肺不好吗？咋是累的呢，哪个种地的不累？"

我跟他解释："你这是肺肾两虚，看你这脸色，是久劳伤肾，肾不好，身体里的水就停在里面了，再加上寒气，肺就伤了。肺肾两虚，它们不好，你就总咳，你体内寒气又大，所以痰颜色发白。这样吧，我给你开点药，一周就能好。"

他连忙摇头："不行不行，我不能在你这儿拿药，我身上没几个钱。"

我很同情他的处境，就跟他说："那你回家后喝些黑芝麻杏仁茶。把黑芝麻先用小火烘干，杏仁晾去表皮水分，黑芝麻10克，甜杏仁8克一起捣烂，用开水冲的时候放点冰糖就可以喝了。这个茶一年四季都可以喝，润肺止咳的效果很好，很适合年纪比较大，一直咳嗽的人。你身体又寒，我再告诉你个方，白糖舂大蒜。一个独头蒜加一羹匙白糖，在一起舂烂，然后用开水冲服。独头蒜挑大点的，一个就够了。喝完之后很难受，会吐寒水的，寒水吐完了就好了，简单得很。这就是回族的一个验方，特别好使。而且这两个方子并不冲突，你可以早晚各用一个。"

他听了连声说好。这些东西对他来说还是可以承担的。送走了病人，院里的实习医生怯怯地问我："杨老师，不开药能行吗？咋告诉他那些就让他走了呢？"

医者父母心，我当然也希望他能系统地治疗。但并不是每个家庭，每个人都能承担起医疗的费用。我们眼里的小钱对于一些人来说却是一笔不能负担的开销。

"你给他开药他能拿吗？还是告诉他些又不用花什么钱，又有效果的方子不是更好？有效就行！"

以前回民生存的条件很恶劣，缺医少药，我们本来就是就地取材，多用食疗来治病的。那过去经过一千多年检验过的方法，怎么就不能在现在这个高科技的世界使用了呢？

如果有时间和精力的话，寒湿咳嗽最好先练习汤瓶桩功，这个能从根本上增强人体的体质，人体的正气上去了，就能抵抗外来的邪气。除了练功以外，就是我刚才提到的食疗方法。

一般来说，穆斯林不吃大蒜，这和抽烟是一样的。因为吃完大蒜或者抽完烟以后嘴里有味道，穆斯林感觉不卫生。所以一般就不让吃蒜，但是可以用来治病，可以用烟和大蒜当做药物，因为生病以后一般不外出，也不会影响到别人，所以这个时候可以吃。

我们回族民间也有一个治疗咳嗽的方子，叫止咳润肺汤。

取鲜冬梨一个切片，青萝卜 60 克切片，冰糖适量，蜂蜜适量，川贝母 10 克，加水适量微火炖熟。

这个汤可以常喝，有清肺化痰之功，对冬春肺燥咳嗽、老人痰多都有一定的治疗效果。

第七章　没有长生不老药，却有延年益寿茶——回族茶疗养生秘诀

每天一杯清肝明目茶，放松心情消肝火

春天的时候，万物复苏，到处一片生机，但很多人在春天都会有乏力、眼睛干涩、食欲不振、失眠多梦、易怒等不适感觉，这些症状正是肝脏问题的外在表现。

春季阳气生发，而人体的肝脏也刚好具有生发的特点，所谓春季主肝，就是这个道理。肝脏在春季承担着更多调节机体平衡的工作，为此，它需要足够的肝气。当肝气不能满足身体需要时，就会出现周身不适的症状，如眼干厌食、疲乏无力。当肝气过旺时，则烦躁易怒。患肝病的人，在春季易病情加重。

2010 年春天，我在北京待了一段时间。其间，北京电视台的一位知名主持人找我诊疗过一次。素颜的她看起来愁眉不展，像有很多心事似的，而且嘴唇干干的，完全不像在电视上那样光彩夺目、魅力四射。她对我说，她近来总感觉很焦虑，因为很小的一件事也会忍不住大发脾气，完全没有了自制力。从她的面相和叙述来看，无疑是肝火过旺，而且是实火。

肝火旺分为虚火和实火，虚火主要表现有心烦、口干、盗汗、睡眠不安等，实火旺则表现为口腔溃疡、口干、尿黄、心烦易怒等。去虚火要补，去实火则要泻。我推荐了我的外甥女张志红为她做全身的脉诊调理。

第一次调理完，她就说感觉很舒服，心里一下子就没那么烦躁了。她这种情况就是亚健康的症状之一，不需要特别医治，但耽搁久了，也会致病。我让她下周过来再调理一次。另外，我特别推荐给她一个茶疗的方子，叫做清肝明目茶，就是将枸杞子 10 粒，菊花 3 朵，决明子 20

粒，山楂 5 片，同时放入茶杯中用沸水冲泡，加盖闷 10 分钟即可饮用。

这个茶疗方子里面，除了药物的作用以外，更重要的是一种心理暗示，就是让你安静下来，慢慢体会生活中各种各样的滋味和感受，饮茶是这样，其他的生活习惯也是这样，共同的目的就是让我们的身心放松，只要放松下来，肝火也就不药而愈了。

这个方子不仅对肝火旺盛、头目胀痛、烦躁易怒有帮助，对血压升高者也很有效，每天至少喝上一杯。

两个星期后，我又见到她，她原本就很美丽的面容又恢复了光彩，我问她现在感觉如何，她说："清肝明目茶我每天都在喝，很多同事都说我近来气色和脾气好了很多，都跟我要那个方子呢，回族汤瓶八诊真的不错。"从那以后，她经常来汤瓶八诊康复理疗中心找张志红，还经常带家人和朋友到这里调理保健。

城市生活的节奏越来越快，人们的生存压力跟以前相比大了好多，所以脾气也越来越大了，肝火太旺，最直接的影响就是中风的比例开始上升。当然除了中风以外，肝火过剩还会导致高血压、冠心病、阳痿、衰老加快一系列的问题。对于这些疾病来说，预防的价值远远大于治疗，大家万不可掉以轻心。

第七章　没有长生不老药，却有延年益寿茶——回族茶疗养生秘诀

喝茶也能祛斑，养出美白肌肤

美丽是女性永恒的话题，不管有钱没钱，也不管国内国外，只要是女人，就没有对自己的容貌不重视的。而美白祛斑几乎是所有女人的必修课。

王女士是我的朋友，三十多岁，美籍华人。生意做得很大，事业很成功。唯一让她耿耿于怀的就是在颧部、面颊、额头、鼻子附近有很多深褐色的斑块。

为了这张脸，她可没少想办法，各种化妆品，各种药，包括什么激光祛斑、各种美白的技术都试了一遍，非但没有减轻，反而越折腾越重了。平时我们都忙，也没机会见面。今年我在上海准备世博会的展位，她正好也来办事，终于让她逮到机会，非让我给她治这个斑不可。

我说："这个你治不好。"

她马上反驳："怎么是我治不好，要是治不好也是你治不好啊，你才是医生。"

我说："好啊，我把方法告诉你，你看是我治不好你，还是你治不好自己。"

我告诉她的是汤瓶八诊里的水疗。每天晚上让家人用尖嘴长把的壶装40℃左右的热水，瓶嘴距面部皮肤10～30厘米。从上到下，从左到右浇前额，反复3～5次。再浇双侧的四白、迎香、地仓这条线。也是由上向下、先左后右，同样3～5遍。浇水的时候要想着脸上的杂质都随着水被冲走了。

水疗后用双手食指和中指依次按阳白、印堂、四白、迎香、太阳、承浆，先顺时针按揉10次，再逆时针按揉10次，然后双手手掌在面颊

汤瓶八诊
非药物自然疗法

部和颞部轻拍 30 次，使局部皮肤发红发热。

她听了以后连连大叫："够了够了，天啊，我治脸，干吗做这些个啊，我可坚持不了，没时间。"

我笑着说："你看，不是我不告诉你方法，你自己不想治。"

她哭丧着脸说："你就成心难为我呢，这多费事啊。你不是有很多好的食疗方子吗？告诉我一个。"

我解释道："这种脸上的病只是一个表象，根子还在身体的内部，就像海里面漂了一大块冰山，露出来的只是冰山一角。你就算想办法把这个表面的东西弄好，过不多久，海面下的东西还会照旧浮上来，所以你之前那些办法都没什么效果，要想把你面色调理好，彻底治好你这个病，就得从根本上把你的内分泌调理好。汤瓶水疗对改善全身状态，调整面部皮肤特别好，可惜你还不识宝。

"我倒是还有两个回族茶疗的方子，这个你肯定能喝。第一个就是我自己配制的美容祛斑茶。就是用鲜玫瑰花 30 克阴干，冬瓜皮 30 克（或苦瓜干）泡茶，经常喝，有活血理气、祛斑美容的作用。

"还有一个小办法，是把莱菔子，也就是萝卜子，用文火炒焦且有香气后，晾凉、去皮、碾碎，饭前冲服 6 ~ 9 克，连服 3 个月。莱菔子是一个常用的中药，也是食品，理气的效果很强。回族医学认为黄褐斑是杂质堆积而成的，根本原因就是气不通畅，把气机调理通畅了，就算身体产生了一些废物，也可以很快地代谢掉，所以这个莱菔子对每个人都会有效，有一半人能完全治愈，有一半能减轻。"

她听了这个高兴得不得了，嚷嚷着回去马上试试。

我说："你的斑很重，晚上回家洗完脸后一定用水疗治治，心里一定要想着脸上的斑都随着水褪掉了。你千万别看哪个方法简单就捡哪个。你总满世界跑，在外面的时候要避免日晒，别瞎用化妆品。多吃维生素 C、维生素 E 含量多的食物，像橘子、苹果、西瓜什么的，对皮肤美白很有好处。"

她办完事就走了，我还在上海接着忙世博的事情。我倒也不是很担心她会不听劝。再麻烦的方法，只要有效果，为了美丽女性还是会尝试的。大家都觉得淡斑是艰巨的工程，事实也确是如此，但汤瓶水疗加食疗的小方法正在被越来越多的女性接受。如果有机会，也希望大家亲自体验一下。

汤瓶八诊

非药物自然疗法

各人体质不同，对症选择花茶

现实生活中，有些女性朋友坚持每天饮用一些具有清热解毒功能的干花茶，以此养颜保健。不过，我在这里提醒大家，有的干花茶具有药性，带有一定毒副作用，不可以随意饮用。

一般来说，所谓花茶，就是把各种花经过干燥加工后泡水喝。不少花，如玫瑰花、菊花、金银花等都是具有特殊药效的植物，用来泡水喝的确具有健身、美容的功效，但也并不是所有的花都适宜任何人。因为人体的体质有个体差异，有虚实寒热之分，所以选什么花来饮用，用多少量，还需根据自身体质，或者在专家的指导下进行。

我认识一位女性患者，她听说喝干花茶不仅能活血调经、改善面色，还能清热解毒，就自备了一些金银花、玫瑰花和菊花，每天饮用量达到2500毫升。但令她感到吃惊的是，不仅面色没有改变，还出现经血不止症状，不得不到妇科就诊。医生分析认为，这些不良症状很多是由于大量饮用干花惹的祸。

花茶也最好在医生指导下饮用。如菊花，性寒，具有疏散风热、清热解毒、清肝明目的功效，但脾胃虚寒、大便稀溏的人就不宜饮用。金银花，性寒，具有清热解毒（适宜感冒、发热、咽喉疼痛的患者）、疏散风热（对痢疾有辅助治疗的作用）、消肿止痛的功效，但脾胃虚弱者不宜常用。中国槐，性寒，具有凉血、止血、清肝泻火的功效，主要治疗便血、小便血、崩漏等症。由于中国槐中含有芦丁和槲皮素，还能软化血管，对动脉粥样硬化有一定的辅助治疗作用。但饮用量不宜过大，特别是脾胃虚寒者不宜饮用。

此外，人的体质有个体差异，有虚实寒热之分。《本草纲目》就明白指出所有花类均属性寒，而女性属阴，阴者寒也，也是说寒药治热病，寒性体质不宜过度喝花茶，除非加其他药材，比如菊花加点枸杞，桂花加点甘草反正不要单喝一味花茶，否则女生喝多了变成体虚，就容易过敏、咳嗽或产生白带。

而对于孕妇来说，禁忌就更多了。孕妇的体质较为特殊，稍有不慎，便会对胎儿的生长发育产生一些影响。我认为，孕妇是可以喝茶的，但不是所有的茶都适合孕妇，总的原则就是：宜喝绿茶，不宜喝红茶，尤其应避免喝浓茶。

一般浓茶中的咖啡因浓度高达10%，对人体会有一定的兴奋作用，会增加孕妇的小便和心跳次数与频率，以及加重孕妇的心与肾的负荷，很可能影响到胎儿的发育，所以还是少喝为妙。

这些饮茶习惯，反而有害健康

饮茶对身体有益，但是如果饮茶方法不当，那么，反而会给身体造成损害。

空腹喝茶就是一种不良习惯。因为茶叶中含有咖啡因成分，空腹喝茶的时候，茶水直入脘腹，有如"引狼入室"。如果肠道所吸收的咖啡因过多，会产生肾上腺皮质功能亢进症状，时间久了，还会影响人体对维生素 B_1 的吸收。空腹饮茶还会稀释胃液，降低消化功能，容易引起胃炎。

空腹状态，吸收率高，茶叶中某些不良成分就会被大量吸收到血液里，因而引起头晕、心慌、手脚无力、心神恍惚等症状，这就是人们所谓的"醉茶"。

不仅空腹茶对身体有害，隔夜茶和饭后茶同样不利于我们身体的健康。

有句谚语："隔夜茶，毒如蛇。"虽然有些夸大其词，但正好说明隔夜茶的特点。古人谈到隔夜茶不可喝的原因时，曾把它归之于壁虎在里面放了毒，这虽说不是事实，但从中我们可以觉察到，前人已经对隔夜茶不利于健康的特性有了很明确的认识。现代科学研究证明，隔夜茶因时间过久，维生素大多已丧失，且茶中的蛋白质、糖类等会成为细菌、霉菌繁殖的养料，很容易变质，所以不宜饮用。

有人喜欢饭后立即饮茶，这也是不良习惯。茶叶中含有大量单宁酸，如果饭后马上饮茶，食物中的蛋白质、铁质与单宁酸很容易发生凝集。特别是老年人，因肠胃功能下降，对这些凝固物难以消化吸收，势必减少对蛋白质、铁质的吸收。饭后饮茶，人体对食物中铁的吸收量至少会降低 50%，时间久了，不仅降低了人体对食物营养的吸收，影响器官的多种生理功能，还容易引发缺铁性贫血。

另外，在泡茶时，不能泡得太浓，浓茶同样对人的身体有不利的影响。浓茶咖啡因含量会很高，对大脑中枢神经刺激较大。因此，喝了浓茶神经活动活跃，尤其在睡前喝浓茶，会影响睡眠，甚至造成失眠。饮浓茶会使血压升高，这也与咖啡因活性物质有关。有些人饮茶后感到头晕、头痛，这可能就是血压升高引起的。

浓茶中还会含有大量的鞣酸，鞣酸能与人体中的 B 族维生素反应，引起 B 族维生素缺乏症。鞣酸还会使胃黏膜收缩，蛋白质凝集、沉淀，影响人的消化功能。浓茶与食物反应，会减弱肠胃对铁质的吸收，时间久了会引起贫血。

浓茶也不能用来解酒。喝醉酒以后，有人常用浓茶来解酒，这种方法是不对的。因为茶叶中含有咖啡因，咖啡因与酒精结合起来会产生相加作用。这样，不但不能解酒，反而会加重醉酒人的痛苦。因此，解酒忌饮浓茶。

饮茶的学问，精练一些可用如下的歌诀来概括：

空腹饮茶心里慌，隔夜饮茶脾胃伤；

过量饮茶人瘦黄，淡茶温饮保健康。

汤瓶八诊

非药物自然疗法

当年贡茶进万家，黑茶回回人人夸

中国茶文化博大精深，不同的茶树品种，不同的地域特色，加上独特的制茶工艺，形成了几千种茶品，但这几千种茶品，都可简单地归类到六大茶叶种类里。而发酵程度是我们用来分辨茶叶种类的重要依据。不同发酵程度，决定了茶叶的颜色、口感和营养成分等。一般来说，茶叶色素越浅，代表它的发酵程度越低。

中国茶主要分为六类。

一、绿茶，为未发酵茶叶，品种包括龙井、碧螺春、珠茶、毛峰等。

二、黑茶，为重发酵茶叶，品种包括普洱、六安等。

三、青茶（乌龙茶），为半发酵茶叶，品种包括铁观音、福建乌龙、台湾乌龙、大红袍、武夷水仙、凤凰水仙等。

四、红茶，为全发酵茶叶，品种有祁门红茶。

五、白茶，为轻发酵茶叶，品种包括银针白毫、白牡丹、寿眉等。

六、黄茶，为轻发酵茶叶，品种有君山银针。

中华五十六个民族大家庭，每个民族都有着自己不同的饮茶选择和方式，相互分享着茶文化所带来的安逸、健康和愉悦。在此，我想要重重提上一笔黑茶。

黑茶是我国特有的茶类，生产历史悠久，主要产于湖南的安化县、湖北、四川、云南、广西等地。主要品种有湖南安化黑茶、湖北佬扁茶、四川边茶、广西六堡散茶，云南普洱茶等。千百年来，黑茶一直是回族、维吾尔族、蒙古族等西部地区的少数民族所珍爱的健康饮品。

最早的黑茶是由四川生产的，当时交通不便，运输困难，四川的茶叶要运输到西北地区，就必须减少体积，蒸压成团块。在加工成团块的工程中，要经过二十多天的湿坯堆积，所以毛茶的色泽逐渐由绿变黑。成品团块茶叶的色泽为黑褐色，并形成了茶品的独特风味，这就是黑茶的最初由来。

由于黑茶的原料比较粗老，制造过程中往往要堆积发酵较长时间，所以叶片大多呈现暗褐色，因此被人们称为"黑茶"。穆斯林对黑色食品情有独钟，而黑茶有助消化、解油腻、顺肠胃、降血糖、平血压、降血脂、软化人体血管、预防心血管疾病等功效，所以黑茶也被包括回族在内的少数民族称为"生命之茶"。

黑茶中含有大量的人体必需的微量元素，它对延缓衰老有着显著的作用，但此茶必须要用沸腾的水泡饮，如在火上煮开后饮，效果更佳。

简单的泡茶方法包括以下四个程序：一、用沸水暖茶壶和茶杯；二、将茶叶放入壶，用沸水作温润泡（即加入沸水，随即倒去）；三、再加入沸水入壶，沸水温度和浸泡时间视乎茶叶而定；四、将茶汤倒入茶杯，趁热饮用。

闻香、饮茶、汤瓶八诊的理疗是我们回族人迈向健康长寿的三大法宝。

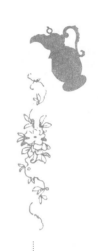

第八章

生活养生为一体，治疗未病保康寿

其实，很多回族群众一辈子都不知道养生是什么，但他们代代传承的生活习俗却已经使他们做到了这一点。比如我们每天要做五次礼拜，这就是一种极好的养生方法，既活动了身体，又让我们的心灵得到了净化。身体和心灵是相互影响的，大部分的疾病都有心病的成分，我们的心灵得到了净化，百病不生自然也就不是难事。我并不是要让大家照搬回族人的生活模式，只是希望为大家提供一个新的思路——怎样将生活和养生融为一体，把养生变得像吃饭、走路、睡觉一样简单。

拒绝亚健康，与健康同行

"生活"二字中的"生"，就是生下来，"活"，就是活下去。活下去包含学习、工作、创业、吃饭、睡觉、爱情、友谊、交流、奋斗等等。对每个人而言，不管是仕途还是职场，不管是学问还是金钱，或许都可以满足你的精神需求，但无法延续你的生命，只有健康才能延续你的生命，只有健康才能留住你所拥有的一切。

怎样才能使人健康长寿呢？这是每个人都很关心的问题。我常说，回族保健来源于自然，运用于自然，也发展于自然，它一直是将生活与养生融为一体的。我想用我的亲身体会给朋友们一个启示。

我父母都出生在医学与武术世家，以前的生活条件很艰苦，为了求生存，尝遍了人生的酸甜苦辣。他们每天都是粗茶淡饭，还经常挖些野菜充饥，逢年过节也未必能吃到肉。或许就是由于这些经历，他们很少生病，年近百岁才离开我。

小时候我母亲常对我说一段顺口溜："大腹便便心肺不安，面黄肌瘦肾脾不周，手面通红心血过稠，腹胀背痛肝胆火升，头晕眼花糖高压差，头肿脚胀速瞧医家。"

我一共有姊妹八个，我大姐二姐都已年过八旬，一个在上海，一个在宁夏，她们和同龄人相比，看起来起码要年轻十岁，精神状态都很好。这和她们朴实的生活、豁达的心胸是有直接关系的。

现在大家的生活都富裕了，特别是城市居民，早已经不是吃得饱吃不饱的问题了，而是怎样吃得好。吃也是一门学问，同样的食材，搭配得宜就美味健康，搭配不当也可能是慢性自杀，好比将萝卜与橘子同吃，时间长了就很容易引发甲状腺病变。东北人很喜欢吃炖菜，很喜欢把菜和鱼同炖，如果把茄子同蟹肉同食，就会损伤肠胃。大家也都清楚，常吃菠菜炖豆腐很容易生结石，但很少有人知道茭白与豆腐同食，也容易生结石。

冬天大街上有很多卖烤红薯的摊贩，但西北很多人吃了红薯又会吃柿子，这样的吃法就很不好，会得胃石病。绿豆是个好东西，但是如果用绿豆汤来送服药丸，就会把药性解掉，等于白吃了。

这些基本的食物宜忌，家庭主妇最好了解一些，此外还要分清食物的酸碱性，根据家人的体质来合理搭配膳食。

判断食物的酸碱性，并非根据人们的味觉，也不是根据食物本身的pH值，而是根据食物进入人体代谢后所生成的最终元素的酸碱性而定。常见的酸性元素有氮、碳、硫等，常见的碱性元素有钾、钠、钙、镁等。

好吃的东西几乎都是酸性的，如鱼、肉、米饭、酒、砂糖等，相反，碱性食物如海带、蔬菜、白萝卜、豆腐等多半是不易引起食欲但却对身体有益的食物。

有些食物口味很酸，如番茄、橘子等，却都是碱性食物而不是酸性食物；鸡、鱼、肉、蛋、糖等口味虽不酸，却是酸性食物。

研究发现，如果过多食用酸性食品，会导致血液色泽加深、黏度、血压升高，从而发生酸毒症，年幼者会诱发皮肤病、神经衰弱、胃酸过多、便秘、蛀牙等，中老年者易患高血压、动脉硬化、脑出血、胃溃疡等症。酸毒症是由于过多食用酸性食品引起的，所以不能偏食，应多吃蔬菜和水果保持体内酸碱的平衡。

多食碱性食物，则可保持血液呈弱碱性，使得血液中乳酸、尿素等酸性物质减少，并能防止其在管壁上沉积，因而有软化血管的作用，故有人称碱性食物为"血液和血管的清洁剂"。

食物酸碱一览表

强酸性食品：蛋黄、乳酪、甜点、白糖、金枪鱼、比目鱼。

中酸性食品：火腿、培根、鸡肉、猪肉、鳗鱼、牛肉、面包、小麦。

弱酸性食品：白米、花生、啤酒、海苔、章鱼、巧克力、空心粉、葱。

强碱性食品：葡萄、茶叶、葡萄酒、海带、柑橘类、柿子、黄瓜、胡萝卜。

中碱性食品：大豆、番茄、香蕉、草莓、蛋白、梅干、柠檬、菠菜等。

弱碱性食品：红豆、苹果、甘蓝、豆腐、卷心菜、油菜、梨、马铃薯。

第八章　生活养生为一体，治疗未病保康寿

将养生和生活融为一体

要想健康，要做到两点：管住嘴，迈开腿。

"管住嘴"就是多吃天然健康的食物，尽量少吃垃圾食品。清真食品就是很好的选择，特别是已患三高病症的患者，更要管住自己的嘴，按医生的嘱咐选择食物。很多疾病都和吃有关系，比如高血脂、高血压、高血糖、心脏病甚至SARS，都和随心所欲的饮食有直接关联。吃是生命健康的最基本的保证，一定要注意。

"迈开腿"就是多做运动，坚持锻炼。现在我介绍一下回族长寿老人的生活方式与健康秘诀，以及汤瓶八诊在日常生活中的运用。

清晨醒来，他们会先躺在床上做一下鼓腹，先深吸气将腹部鼓起，再呼气，同时腹部慢慢放松，反复做8～10次。然后坐起来转一下汤瓶八诊所说的异经奇脉的五围，也就是头围、颈围、腰围、手围、脚围。

起床后洗脸刷牙，他们也很有讲究，刷牙后顺便将牙齿相叩30次，叩出响声。他们洗脸一般不用毛巾，而是用双手掬水泼在脸上，多搓洗几次，同时清洗耳朵，洗耳的同时捏一捏，拉一拉。如果如厕，他们一定会牙齿轻叩，口开精气散。这样对养护肾气是很有帮助的。

晨练的时候，甚至出门前5分钟，再做8～10次汤瓶养生功里面的拔跟提气，保健效果更好。白天感到疲倦的时候，也可以做一下转五围或者汤瓶养生功。晚上睡觉前，坐在床边也转8～10遍五围，然后平躺在床上深吸一口气发出"嗯"的声音，猛地将气吐出，这样将会甜甜地入睡，一觉到天亮。

以上这些方法说起来虽很简单，但贵在坚持。只要能持之以恒它就是你的健康保证。

与亚健康同行的感悟

说起来很惭愧，1997年马来西亚登嘉楼州的华人公会请我专门做过一次养生健康讲座。当时气氛很热烈，整个会议厅被围得水泄不通，讲台上的大标语写着"中国的回族健康使者——杨华祥教授健康养生讲座会"。我从回族饮食到日常养生，通俗易懂地向与会者全面介绍了回族的养生方案，非常受欢迎。多年后，我又碰到几个那次听过我讲座的人，他们按我的方法一直在坚持不懈地锻炼，健康状况不但得到了提升，曾有的一些亚健康症状也消失了。

马来西亚四季不分明，一年到头气候都非常炎热，白天稍有运动就会汗流浃背。但我本人则为了以汤瓶八诊为桥梁更好地宣传中国，宣传宁夏，促进中马文化交流，每天都在进行繁忙的工作，应酬也很多，白天要工作，晚上还要应酬。我是个穆斯林，只能吃马来清真餐，马来西亚人的饮食结构以肉食为主，都是用咖喱、椰浆所烹调的菜肴，很容易让人脂肪囤积。时间长了，我自己也感到摄取和消耗严重失调。加上繁忙的事务，身体很快就透支了。不知不觉中，我这个保健医生也和亚健康人群同行了。

正处在亚健康地带的人是很危险的，虽然亚健康不是病，只是一个动态的过程，但是它可以向健康转化，也可以进一步发展成疾病。

什么是亚健康呢？很多人平时总感觉不舒服，常出现浑身无力、容易疲倦、头脑不清爽、思想涣散、头痛、面部疼痛、眼睛疲劳、视力下降、鼻塞眩晕、胃闷不适、颈肩僵硬、早晨不想起床、多梦或失眠、手足发凉、便秘、心悸气短、坐立不安、心烦意乱等症状，可去医院又查不出什么病来，各种检查数据也显示一切正常，这就是亚健康。亚健康虽不致命，但会给我们带来困扰，此时我们心理上的压力远大过身体的不适。因为我们不知道这颗地雷到底埋在哪里，又会在何时爆炸。

其实，亚健康并不可怕，所有的不适症状都是可以消失的，这需要我们坚持"五要"。

一要有科学的信念。坚信人能够战胜许多困难。即使一时克服不了某些困难，但只要坚定信念，就会有光明的前途。

二要有良好的心态。始终保持一个美好的心境，在顺利时，不骄不躁，不狂不贪，保持平静平和的心胸；在逆境时，沉着冷静，坚强坚韧，用一颗"清真的心"去渡过坎坷。我心中常记着一位首长告诫我的一段话："包容是人生的美德，幽默是生活的艺术，微笑是心灵的阳光，高兴是幸福的展示。"

三要守真保洁。在我们的心灵中，始终要有一种真气和正气荡漾。同时，要保持纯洁的灵魂，积极面对困境和未来。

四要合理膳食。我们每天的膳食必须保证蛋白质、脂类、矿物质、维生素等人体所必需的营养物质均衡摄取。（1）脂肪类食物不可多食，也不可不食。因为脂类是大脑活动所必需的，缺乏脂类会影响大脑的正常思维；但若食用过多，则会使人产生昏昏欲睡的感觉，而且长期累积会形成脂肪。（2）补充必要的维生素，维生素在人体内的作用很大，不可缺乏。（3）多吃碱性食物，维持体液的酸碱平衡。（4）多喝水。当今世界日益发达的科学也带来了各种污染，有三种水是不能喝的，一是没经过净化处理的水；二是放置时间太长的老化水，因为时间太久细菌指标就会发生变化；三是反复烧沸的水，水反复烧开亚硝酸盐增加会危害健康。

五要加强学习，多做运动。通过学习增加保健知识，通过合理运动提升身体素质，通过不同交流丰富人生阅历，拆除人为屏障，拓宽人生大道，激发自身潜能。生命不止，奋斗不息的人才是有价值的人，才是幸福的人。

总之，只要你热爱生活，积极向上，用阳光的心态面对每一天，健康、欢乐、幸福、长寿就一定会追随你。

以汤瓶八诊为桥梁，让世界更了解宁夏

　　我在《汤瓶八诊养生方案》这本书里已经介绍过，回族汤瓶八诊疗法包含了内病外治非药物疗法和内病外治药物疗法，主要以火疗、水疗、油疗、贴、敷、熏、灸予以施治，简便易学，疗效明显。它是回族先民在阿拉伯医学的基础上，又吸取了中华医学的精髓所形成的以香药为代表的回医回药，更重要的是养生保健方面的功效。

　　回族一直以来都是将养生保健贯穿到人们的衣食住行之中的。衣，我们回族人喜欢将香药缝制在衣服内药不离身，起到疗疾祛病的功效。食，我们回族有丰富的饮食养生文化。住，很多穆斯林常将香料和干的花卉放在家中空旷处或者床下、柜中达到净化空气、灭菌杀虫的目的。同时，人们通过呼吸将香气吸入，可以起到扶正祛邪、醒脑安神的作用。行，通过练习汤瓶养生功，在行走中通过意识支配呼吸与动作，即可达到运动养生的目的。

　　回族汤瓶八诊作为国家非物质文化遗产项目，也作为中国回族传统文化，越来越受到国家及社会的重视，它简便易学，易于推广。现作为宁夏卫生厅首选的治未病的医疗方法之一，也给亚健康人群带来了更多的养生保健的选择。

1987年，沙特阿拉伯阿尔布莱克集团的总裁穆罕默德·哈桑有意来宁夏办伊斯兰银行，他在来自巴林的弗莱基先生的陪同下，常到中国第一家伊斯兰医疗康复中心，即宁夏回民医院来调理身体。

哈桑先生本身就是一位医学博士，他亲眼目睹、亲身体验过我们中国回族汤瓶八诊的治疗方法之后，通过陪同翻译任先生转告我，他愿意出资邀请我到沙特阿拉伯去学习阿拉伯语，然后把汤瓶八诊引入阿拉伯国家，服务于阿拉伯的穆斯林。遗憾的是，当时我公务缠身无法如愿。

1992年，我应邀赴马来西亚考察访问，我在马来西亚的第一个病人就是马来西亚当时副首相嘉化峇峇的夫人。我所提供的内病外治非药物疗法的治疗方案让她非常满意。随后，我就一直客居马来西亚，并在马来西亚首富郭鹤年家族的支持下，创办了第一家汤瓶八诊生命健康保健公司。由一位非常善良可敬的老人，也就是郭鹤年的长兄郭鹤举的夫人潘斯里·依玲郭（她本名谢依玲，潘斯里是她的爵号）出任董事会主席，我出任董事经理兼主任医师，从那时起诊所病人络绎不绝，上至最高元首，下至普通百姓。

那个时候，我的诊所张贴了许多中国的风景宣传画与宁夏的一些情况介绍，我为能通过汤瓶八诊宣传宁夏，感到很欣慰。很多人都问我，你认识这么多达官显贵，为什么不通过他们做点生意多赚点钱？

每当此时，我总会想起潘斯里·依玲郭对我说过的一段话。她说："师傅，你是一位医生，医生在我们马来西亚的地位是很高的，我们的首相就是医生。你救治了很多人，大家都很感激你，但不一定会感激商人。"

是的，钱很重要，没有钱就无法生存，但作为汤瓶八诊的传承人，我觉得把汤瓶八诊继续传承下去是我的责任和使命，而且通过汤瓶八诊能宣传中国宣传宁夏，是我的骄傲。

1997年，我投资创建了宁夏青年民族艺术团，并出资在香港回归之际，应郭鹤年先生的邀请赴香港访演。同年我又在马来西亚的好友、马

汤瓶八诊
非药物自然疗法

华丁加奴联委会主席拿督刘衍明的支持下，在马来西亚访演了 20 天，数万观众观看了演出。人们通过这次演出，更加了解了中国，了解了宁夏。我觉得我的付出很有价值。

多年来，我曾应邀到过许多阿拉伯国家。也曾给卡塔尔王子、阿联酋王子等人用汤瓶八诊疗法做过调理。最使我难忘的是，沙特阿拉伯王室把穆斯林最珍贵的礼品———一块完整的用金丝绣成的"麦加天房金匾"赐给了我，以鼓励我为传承回族汤瓶八诊健康事业所作出的努力。

2011 年 3 月，我作为宁夏回族自治区政府访马来西亚、阿联酋代表团的副秘书长，随团拜会了阿联酋原教育部部长，也是现阿联酋阿迦曼科技大学的校长萨伊德·阿卜杜拉。

我对校长和校方高层及专家教授介绍说："阿拉伯帝国在历史上也曾非常辉煌，阿拉伯医学也是博大精深的，但由于西方医学的融入，阿拉伯医学本身在慢慢地退化。我们宁夏现在成立了回医回药研究所。"副校长艾哈迈德·安可特告诉我，他们学校就有阿拉伯医学系，我听后很高兴，返回后，我即刻将情况汇报给宁夏医科大学校长孙涛，孙校长非常重视，立马安排人员和他们取得了联系，进行了很多学术上的交流。

2010 年，"中阿经贸论坛"期间，为表彰我为促进宁夏与马来西亚及阿拉伯国家之间的交流所作出的贡献，被特别授予了"中阿友谊奖"。

民族文化就是世界文化，我愿在未来的岁月中，以汤瓶八诊为桥梁，促进中阿之间的医学保健文化的交流，让世界更了解博大精深的中国文化，了解我的第二故乡———宁夏。

后记　以汤瓶八诊为桥梁，让世界更了解宁夏